Cultivez la simplicité

Et gagnez en sérénité

Lucette JEAN-LOUIS

INTRODUCTION

Je m'appelle Lucette, la trentaine bien passée, mariée et maman d'une petite fille de 6 ans. Je ne suis pas coach, je ne suis pas une spécialiste de la petite enfance, et encore moins une superwoman. Je suis juste une maman ordinaire qui essaye au quotidien, comme de nombreuses femmes, de concilier ma vie privée et ma vie professionnelle.

Dans ma carrière, j'ai très souvent eu l'occasion de relever des défis de conduite du changement dans des secteurs industriels divers (automobile, spatial, énergie). Mais mon plus gros défi a été de conduire le changement dans ma propre sphère personnelle.

J'ai commencé par quelques réflexions, qui m'ont conduite à me documenter pour trouver des réponses à mes interrogations. Cela m'a alors amenée à réaliser de petits changements, et tranquillement, un cercle vertueux s'est mis en place. Aujourd'hui, il m'arrive d'être parfois débordée ou décontenancée par une situation, mais globalement, je suis beaucoup plus sereine. Je me mets beaucoup moins la pression en ne cherchant plus à coller à une norme qui ne me correspond pas. Et tout cela, en optant pour un mode de vie plus simple, plus sain et plus serein...

J'ai décidé d'écrire ce livre, car je voulais montrer qu'il est possible au quotidien d'être une maman active et moderne tout en ayant une vie authentique, saine et sereine. Il n'est pas nécessaire de se couper du monde, de renoncer à une vie professionnelle ou de cultiver ses fruits et ses légumes dans son jardin (ce qui n'est pas envisageable dans mon cas, car je vis en appartement, en ville, et que je n'ai pas la main verte malgré mes multiples tentatives !) pour être une femme épanouie, une maman sereine au quotidien et opter pour un mode de vie plus durable.

J'ai aussi écrit ce livre pour que ma fille comprenne plus tard pourquoi, chez nous, nous préférons préparer nous-mêmes notre pâte à tartiner, ou pourquoi nous n'utilisons pas du papier essuie-tout, et pourquoi nous vivons PRESQUE comme chez ses copains, avec des règles de vie légèrement différentes. Et que l'essentiel de la sérénité de notre famille se trouve justement dans ces différences.

Mais commençons par le début.

Ma réflexion sur un mode de vie plus sain et plus serein a commencé bien avant l'écriture de ce livre.

À l'origine de toute chose, il y a souvent une maman. Et là encore, ma mère a, d'une certaine façon, été à l'origine de mon questionnement et de ma réflexion sur l'impact de mes choix alimentaires.

J'ai passé mon enfance sur l'île de la Martinique, à la campagne, entourée de toutes sortes de fruits et de légumes exotiques. Pour nous, les choses étaient simples et évidentes. On mangeait les produits de saison que l'on faisait pousser dans le jardin. Les voisins s'échangeaient leurs produits. À la saison des mangues, nous en recevions de nos voisins. À la saison des tomates, c'est nous qui leur en donnions. Il y avait peu de gaspillage ; l'échange et la solidarité étaient les bases mêmes des relations humaines.

Les années passèrent. Je partis faire des études et atterris dans la grande région parisienne. Là, les règles n'étaient plus tout à fait les mêmes. Petit à petit, je me suis déconnectée de ce mode de vie proche de la nature et du rythme des saisons. Je me suis retrouvée à manger des tomates en plein hiver, sans même me poser de questions sur leur provenance ou sur leur mode de production. Après tout, quoi de plus normal que d'aller au supermarché remplir son chariot ? N'est-ce pas cela la modernité ? Pourquoi me poserais-je des questions sur un acte aussi banal ? Pourquoi remettrais-je en question ces produits ? S'ils sont disponibles en supermarché, c'est qu'ils sont bons à manger, n'est-ce pas ?

Mais une phrase de ma mère fut un élément déclencheur de ma réflexion, agissant comme une petite graine que l'on plante dans l'espoir qu'elle germe un jour.

Ma mère était en vacances, chez nous, en région parisienne, et nous préparions toutes les deux le dîner. Au menu, nous avions prévu une salade de tomates en entrée.

Ma mère s'était gentiment proposée de la préparer pendant que je m'activais à lancer la suite.

À la vue des tomates, ma mère fit une moue en me disant : « Elles ont une drôle de tête, tes tomates. On dirait qu'elles sont artificielles. » Puis elle en coupa une, la goûta et ajouta : « En plus, elles n'ont pas vraiment de goût. Ce ne sont pas les bonnes tomates de la maison, hein ? Ça doit être des tomates sous serres ». Et croyez-moi, ma mère s'y connaît en tomates !

Sur le coup, j'étais vraiment vexée et ne répondis pas à sa remarque.

Ce soir-là, les tomates, que je mangeais pourtant de janvier à décembre, n'avaient plus du tout le même goût. Elles me paraissaient plus fades, plus farineuses que d'habitude.

C'est à partir de cette petite anecdote que je me dis qu'il existait sans doute un moyen de retrouver la saveur de la bonne tomate du jardin de mes parents, que même en habitant en ville, je n'étais pas condamnée à manger cette chose insipide. Et surtout, qu'il était hors de question que mes futurs enfants aient cette tomate sans goût en référence.

J'ai cherché et trouvé un début de solution en découvrant les paniers de fruits et légumes bio, livrés chaque semaine par des producteurs via un système d'abonnement. Je me suis inscrite et en fus ravie. Petit à petit, je me suis familiarisée à nouveau avec les saisons des fruits et des légumes. J'ai réappris à cuisiner, puis j'ai éliminé progressivement la nourriture industrielle. J'ai découvert de nouvelles saveurs en consommant des légumes anciens. Il faut dire qu'avec les paniers, on ne sait pas à l'avance ce qui va être livré. Chaque panier est une vraie surprise.

Je continuais à être une femme active, vivant à 2 000 à l'heure, entre le travail et ma vie personnelle, mais mangeant les produits de saison et bio. À l'orée de mes trente ans, un nouvel élément allait m'inviter à poursuivre ma réflexion sur mes choix de vie.

J'allais devenir maman. J'étais heureuse, mais également terrifiée à l'idée de tout ce qu'il fallait savoir pour être une bonne mère. Je me posais des milliers de questions et passais par toutes sortes d'émotions dans la journée (joie, tristesse, peur, colère...). Je n'étais pas du tout sûre de moi et le meilleur moyen pour moi de maîtriser à peu près les choses était de planifier le déroulement de ma grossesse, la tête remplie d'images idéales sur la maternité.

Mais les choses ne se sont pas passées comme je les avais imaginées. Du jour au lendemain, à 4 mois de grossesse, je me suis retrouvée en arrêt maladie en raison d'un risque d'accouchement prématuré. J'étais déchirée, sous le choc, et je culpabilisais. J'avais sans doute trop tiré sur la corde, car j'étais à une période professionnelle où je pensais devoir être plus que performante (peut-être aussi parce que je me mettais encore plus de pression au travail du fait justement de mon état de femme enceinte...).

Mais comment allais-je m'occuper pendant tout ce temps, moi qui déteste attendre ?

Avec le recul, je constate que cette période a été capitale dans ma vie. J'ai pu enfin me poser et prendre le temps de réfléchir sur moi-même, sur ce que je voulais être, sur ce que je voulais pour mon futur bébé, pour ma famille.

Je ne vais pas vous mentir ; au début, je me suis terriblement ennuyée, puis j'ai commencé à me poser mille questions. Je voulais un environnement sain pour ma famille et être plus sereine au quotidien. J'ai donc commencé à m'intéresser à différents sujets en lien avec la maternité et à nourrir mes réflexions pour une vie plus saine, plus sereine. C'est alors que je me suis documentée via les livres, les reportages, Internet, pour trouver des réponses satisfaisantes à mes questions. J'ai alors découvert des solutions alternatives que, progressivement, j'ai mises en pratique dans ma vie personnelle, familiale et professionnelle. Et cela a considérablement changé ma vie. Le secret de cette nouvelle vie était tout simplement de cultiver au quotidien « une vie plus simple ».

Aujourd'hui, j'ai une vie plus simple et authentique. Je suis plus sereine au quotidien, car j'ai allégé ma vie de la pression sociale, j'ai retrouvé du temps pour moi et ma famille. J'ai recouvré une meilleure énergie, car mes relations avec les autres et avec ma famille sont apaisées. Et accessoirement, ce mode de vie m'a permis de faire de nombreuses économies. Je ne vise plus la perfection, mais je privilégie les choix simples, durables et authentiques, sans renoncer pour autant à la modernité. Je suis toujours aussi active qu'avant (si ce n'est encore plus, avec un enfant), mais différemment.

J'espère vous convaincre que l'on peut être une femme active, une maman moderne et sereine, tournée vers un mode de vie alternatif plus simple. Je serais également heureuse si je pouvais semer en vous une petite graine de changement qui, en se développant, vous fera entrer tranquillement dans le cercle vertueux de la simplicité au quotidien.

C'est la raison pour laquelle je vous livre modestement mes astuces quotidiennes pour concilier vie perso et vie pro, des solutions testées et approuvées par ma famille et quelques pistes de réflexion pour créer un environnement sain et serein dans votre famille. Je souhaite que ce livre pragmatique, un peu écolo et entièrement authentique vous aide à opter pour des choix simples et réfléchis qui vous rendent heureuses, sans prise de tête.

En espérant que vous aurez autant de plaisir à lire cet ouvrage que j'en ai eu à l'écrire.

SOMMAIRE

CHAPITRE 2

ÉLEVER SES ENFANTS EN TOUTE SÉRÉNITÉ

CHAPITRE 3

UNE ALIMENTATION SAINE POUR TOUTE LA FAMILLE

CHAPITRE 4

JE PRENDS SOIN DE MOI ET DE MON INTÉRIEUR, AU NATUREL

CHAPITRE 1

Grossesse et bébé

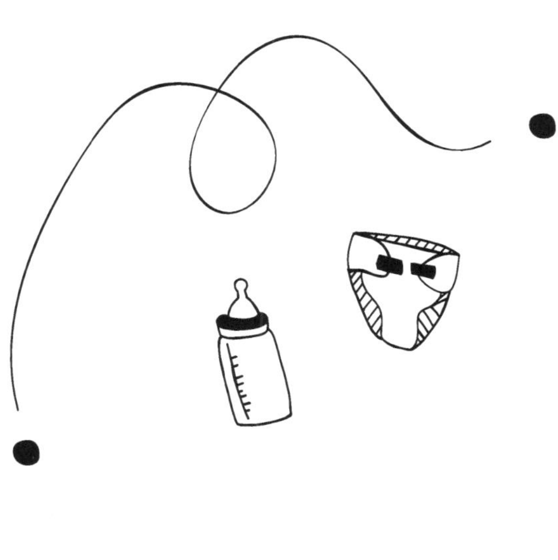

L'homme devrait mettre autant d'ardeur à simplifier sa vie qu'il en met à la compliquer.

Henri Bergson, philosophe français

Devenir parent, c'est comme plonger dans l'inconnu sans parachute. Autrement dit, c'est une période de grand bouleversement émotionnel, psychologique et aussi physique. Pendant la grossesse, la tentation est grande de se rassurer en multipliant les achats de produits dont le marketing ne cesse de nous rappeler le caractère indispensable. La publicité nous fait croire que l'on sera un parent épanoui si l'on dispose du dernier gadget à la mode ou que notre bébé sera incontestablement le plus beau si nous lui achetons le body dernière tendance. C'est à se demander comment faisaient nos parents, il y a quelques années !

L'essentiel n'est-il pas ailleurs ? Comment se préparer au mieux pour accueillir bébé, en toute simplicité ?

ATTENDRE BÉBÉ EN TOUTE SÉRÉNITÉ

La grossesse a été une période singulière dans ma vie de femme. J'étais moi et une autre en même temps. Je ne contrôlais plus rien, ni mon corps, qui évoluait à vue d'œil et dont je ne reconnaissais plus grand-chose, ni mes émotions.

D'ailleurs, en ce qui concerne mes émotions, c'étaient de vraies montagnes russes. Je pouvais passer de la joie à la tristesse, de la colère à une grande angoisse, en un rien de temps. J'étais heureuse à l'idée de devenir maman et pouvais arborer un sourire béat devant n'importe qui et pour n'importe quoi. Certaines personnes m'ont sans doute prise pour une « niaise » à cette période. Je me voyais déjà avec notre bébé, nous balader, l'accompagner dans ses premiers apprentissages, et cela me remplissait de joie. La seconde suivante, j'étais effrayée à l'idée de ne pas savoir lui donner le bain ni savoir quoi faire quand il serait malade. Et surtout, je me demandais : est-ce que je serai une bonne mère ? Comment allais-je savoir ce qui serait bon pour notre bébé alors que je savais à peine ce qui était bon pour moi-même ?

La moindre réflexion ou non-action de mon mari pouvait déclencher une colère chez moi. Comment avait-il pu oublier de lancer le lave-linge alors que c'était à son tour de le faire ?

Cette avalanche d'émotions pouvait surgir à n'importe quel moment et n'importe où. Je me souviens encore être sortie d'une réunion professionnelle à moitié en larmes, à cause d'une remarque d'un collègue sur un graphique que j'avais réalisé. En temps normal, tout cela me serait passé bien au-dessus la tête, d'autant plus que la remarque était relativement banale.

J'avais également de nombreux souvenirs de mon enfance qui resurgissaient, parfois agréables et parfois désagréables, sous forme de cauchemar. On aurait dit que mon inconscient et mon conscient s'entremêlaient. Bref, c'était carrément la pagaille dans ma tête et dans mon corps.

J'ai eu du mal à accepter cette grande sensibilité, ce non-contrôle de mes émotions, surtout au début de ma grossesse. Petit à petit, les choses se sont apaisées, quand j'ai commencé à prendre conscience de cet état de vulnérabilité, de bouleversement psychologique, et à décrire avec des mots mes émotions à fleur de peau.

C'est ainsi que j'ai commencé à noter dans un journal ce qui m'angoissait, ce qui me faisait plaisir, ce qui me mettait en colère. Cela m'a aidée à me préparer mentalement à l'idée que j'allais être prochainement maman, que je ne savais pas tout et que, néanmoins, j'allais faire au mieux, avec mon mari, pour accueillir notre bébé, sereinement.

Plus tard, j'ai appris que c'était normal de passer par ces montagnes russes émotionnelles et que c'était même plutôt sain, car cette période de transition, proche de l'adolescence, en quelle sorte, où l'on se sent forte, mais en même temps vulnérable, heureuse, mais aussi triste et parfois en colère, nous aide à nous construire en tant que futur parent. Si on n'accepte pas cette montée d'émotions, le risque est de tout refouler, de s'empêcher de penser, en multipliant les activités, puis de sombrer dans une dépression post-partum.

Chaque grossesse est unique et les émotions ressenties pendant cette période sont fonction de notre propre histoire, de notre rapport à notre mère, de la façon dont on se projette ou pas dans la parentalité.

J'ai également fortement ressenti le besoin de me rapprocher de ma mère, bien qu'elle soit en Martinique, à 7 000 km de Paris. C'était comme une régression, alors que je m'étais montrée jusqu'à présent plutôt indépendante dans mes choix de vie.

Ma mère a été d'un grand réconfort. Elle a su être à mon écoute, me rassurer quand il le fallait, me guider quand cela était nécessaire. Elle se montrait toujours disponible, malgré le décalage horaire. Nous avions des créneaux réservés aux discussions où il n'y avait pas de sujets tabous. Ma mère accueillait mes angoisses, mes peines et mes joies, sans les juger. Elle m'a accompagnée durant cette période de grands chamboulements. Elle m'a aidée à cheminer pour que, petit à petit, je m'approprie mon nouveau rôle de mère. Je lui en suis très reconnaissante, car elle m'a aidée à garder confiance en moi. Elle a répondu à mes milliers de questions, même celles les plus farfelues : Est-ce que mon bébé ressent tout ce que je ressens ? Ne vais-je pas le perturber psychologiquement avec toutes mes émotions à fleur de peau ? Pourquoi est-ce que je fais pipi vingt fois dans une journée ? Mon bébé va-t-il m'aimer dès son premier regard ? Et si je n'arrive pas à comprendre les pleurs de mon bébé, comment vais-je le calmer ? Après la naissance de ma fille, en douceur et très naturellement, ma mère a su me laisser ma place de maman. Elle m'a laissée faire mes choix, sans me critiquer. Dorénavant, c'était moi la maman. Elle, de son côté, elle apprenait son nouveau rôle de grand-mère. Avec le recul, je me rends compte que cette période a renforcé nos liens. Nous sommes maintenant plus proches et nous appelons régulièrement. Nous échangeons nos trucs et astuces du quotidien et, surtout, je n'ai plus peur de lui parler de mes craintes ou de lui faire part de mes faiblesses. Je ne cherche pas être une personne parfaite à ses yeux, je reste tout simplement moi-même.

Ce dont on a besoin lorsque l'on est enceinte, c'est d'avoir une aînée (mère, tante, grande sœur, belle-sœur ou bonne copine) qui est déjà passée par là et qui nous sert de guide dans cette période de transition qu'est la grossesse. Dans mon cas, c'est donc ma mère qui a joué ce rôle.

N'hésitez pas à confier à cette aînée bienveillante vos joies, mais aussi vos angoisses, vos craintes. Elle pourra vous rassurer en vous faisant part de ses propres émotions lorsqu'elle-même était enceinte. Cela vous aidera à dédramatiser, à en rire toutes les deux et vous donnera sans doute des pistes pour comprendre vos propres angoisses. Fuyez tous ceux qui ne veulent pas prendre le temps de vous écouter, en vous répétant que vous devriez être heureuse, un point c'est tout. Tenir un journal est également un excellent moyen d'extérioriser ses émotions et d'écrire ce que l'on ne se sent pas capable de dire à autrui.

La grossesse est une excellente période pour prendre soin de soi, de son corps et de son mental.

Voici quelques activités que j'ai pratiquées pendant ma grossesse, y compris pendant la période où j'étais à la maison.

● Le yoga

J'ai commencé à pratiquer le yoga quand j'étais étudiante. J'étais en classe préparatoire aux grandes écoles, à Bordeaux, et le rythme y était particulièrement soutenu. Toutes mes journées et mon temps libre étaient consacrés à étudier. Mais une fois par semaine, je m'autorisais un petit moment de détente avec le yoga. Je m'y étais inscrite, sans grande conviction (le yoga n'était pas très populaire à l'époque), car j'avais entendu dire que cela aidait à se détendre. Et, croyez-moi, j'en avais grand besoin, à cette période. Au bout de quelques semaines de pratique, j'ai constaté que je dormais mieux, que je me sentais un peu plus légère, malgré le poids des connaissances à emmagasiner pour passer le concours d'entrée aux grandes écoles d'ingénieurs. Surtout, je restais plus longtemps concentrée sur mes devoirs.

Une fois admise en école et libérée de cette pression, je me suis alors tournée vers d'autres activités sportives, telles que la danse et la course à pied, et j'ai fait une pause dans ma pratique du yoga.

J'ai renoué avec le yoga quelques années plus tard, en découvrant qu'un centre de yoga avait ouvert pas très loin de mon lieu de travail. Comme j'avais du mal à pratiquer une activité sportive en semaine, je décidai de m'y inscrire, d'abord pour un cours de découverte. Aujourd'hui, j'y suis encore inscrite et je m'y rends une à deux fois par semaine, pendant la pause-déjeuner.

Au début de ma grossesse, je me suis inquiétée de savoir si le yoga n'était pas contre-indiqué. Les professeurs m'ont totalement rassurée sur ce point, en m'indiquant que la pratique du yoga était adaptée aux femmes enceintes et aux jeunes mamans. Bien entendu, je ne pouvais pas pratiquer toutes les postures. Les postures sur le ventre, telles que le cobra ou la sauterelle, m'étaient proscrites, mais le plus souvent, le professeur me proposait des postures et des exercices respiratoires adaptés, en insistant sur les positions à développer pour améliorer mon confort et gagner en souplesse.

Au yoga, les différentes postures s'effectuent en douceur, au rythme de la respiration. Il n'est pas question de compétition ni de performance, mais de ressentir son corps et de se reconnecter avec son souffle. Dans tous les cas, si on ressent une gêne pendant la posture ou si la posture fait mal, il faut s'arrêter.

De nombreux cours existent maintenant. Si l'idée vous tente, vous trouverez sans doute un centre de yoga près de chez vous. Certains cours sont même réservés aux femmes enceintes et aux jeunes mamans (yoga pré et postnatal), comme ceux de l'institut de Gasquet. Le docteur Bernadette de Gasquet, docteure et professeure de yoga, est l'auteure de nombreux livres sur ce sujet. Elle a développé sa propre méthode de préparation à l'accouchement, incluant le yoga. Elle dispense notamment des cours spécialement conçus pour répondre aux besoins des futures mamans, soulager les petits maux de la grossesse (mal de dos, sciatiques, problèmes digestifs, difficultés à dormir...) et prendre soin de son périnée pendant et après la grossesse.

Vous trouverez des informations sur la méthode de Gasquet et sur les cours dispensés dans l'institut de Gasquet sur le site internet www.degasquet.com

J'ai pratiqué le yoga pendant toute ma grossesse. Cela a fortement contribué à soulager mes maux de dos et mes troubles digestifs, à mesure que bébé grossissait.

Voici mes cinq postures préférées, que je pratiquais régulièrement pendant ma grossesse.

. BITILASANA & MARJARIASANA
LA POSTURE DE LA VACHE / LA POSTURE DU CHAT

Ces postures se réalisent à quatre pattes. Les bras sont bien étirés, le dos est plat.

En inspirant, on cambre le dos, c'est bitilasana, la posture de la vache. En expirant, on regarde son nombril et on fait le dos rond, en voûtant bien les épaules. C'est marjariasana, la posture du chat. On répète ensuite cet enchaînement, en synchronisant les mouvements avec la respiration.

Ces postures massent doucement les organes abdominaux. Cela m'aidait à étendre ma colonne vertébrale et soulageait ainsi mes maux de dos.

. MULAPITABADHASANA / LA POSTURE DU PAPILLON

Cette posture est excellente pour tonifier les cuisses et détendre les muscles du périnée avant l'accouchement et pour retrouver le calme intérieur. Dans cette posture, on est assis sur le sol, le dos droit, les épaules roulées en arrière, les jambes fléchies. Les plantes de pied sont jointes et les talons sont le plus proche possible du bassin. Les mains tiennent les deux pieds joints. En inspirant, les jambes sont détendues. En expirant, on fait des mouvements de haut en bas avec les genoux, de façon à amener les genoux vers le sol. Le but n'est pas de toucher le sol, mais bien de détendre les muscles pelviens. Allez-y en douceur et ne forcez surtout pas.

. LA POSTURE DE LA ROTATION DES HANCHES

Cette posture soulage les maux de dos et améliore la digestion. On pratique cette posture en position debout, les jambes sont écartées de la largeur des épaules, les pieds bien parallèles. Les mains sont placées au-dessus des hanches. On plie ensuite les genoux et on commence alors des mouvements de rotation de la hanche (comme si on faisait du Hula Hoop). Les mouvements de rotation restent doux et relativement lents et suivent le rythme de la respiration. Dans cette posture, il faut veiller à conserver le dos bien droit, sans le cambrer, et les épaules bien relâchées. J'effectuais environ dix rotations dans un sens puis autant dans l'autre sens.

. SAVASANA (LA POSTURE DU CADAVRE)

Avant de débuter cette posture, je posais un petit oreiller sur le sol pour le positionner sous ma tête et deux autres, l'un sur l'autre, à ma gauche. Pour cette posture, on s'assoit sur le sol, les jambes allongées et si possible plutôt serrées. On se tourne ensuite doucement sur le côté gauche et on s'installe en position allongée, comme si on voulait s'allonger pour dormir. L'oreiller est bien maintenu sous la tête et pas au niveau des épaules. La jambe droite passe ensuite au-dessus de la jambe gauche et repose sur les deux petits oreillers placés à gauche. La jambe gauche reste allongée le long des oreillers.

Une fois que l'on est dans la posture, on relâche l'ensemble du corps (le front, les mâchoires, les yeux, la langue…). On peut même fermer les yeux pour mieux se concentrer sur sa respiration. À chaque inspiration, le corps est plus léger, débarrassé des contraintes. À chaque expiration, on ressent le poids du corps dans le sol. Cette posture était idéale pour me détendre physiquement et me relaxer mentalement. S'il faisait un peu frais dans la pièce, je n'hésitais pas à me couvrir avec une petite couverture. Très souvent, j'en profitais pour faire une « petite » sieste dans cette position. À la fin de la posture, je me relevais doucement et passais par la position assise avant de me mettre debout.

L'institut de Gasquet forme également de nombreuses sages-femmes. Si vous pouvez, choisissez une sage-femme ayant été formée à cette méthode de préparation à l'accouchement. Cette technique permet notamment d'adopter des positions qui soulagent la future maman pendant le travail et évite d'endommager le périnée, au moment de l'accouchement.

J'ai moi-même été suivie par une sage-femme ayant été formée à la méthode de préparation à l'accouchement de Bernadette de Gasquet. Pendant les séances individuelles ou en groupe, j'ai beaucoup travaillé sur le souffle, sur les principales positions qui allègent la pression abdominale et soulagent le périnée pendant le travail. J'ai appris à me familiariser avec des positions « inédites » et plus confortables pour accoucher. J'ai ainsi découvert que l'on pouvait accoucher accroupie, à quatre-pattes, sur le côté, sur le dos avec les jambes tournées vers l'intérieur et non vers l'extérieur comme on le fait classiquement. Le Jour J, j'avais choisi ma position préférée et l'avais précisé dans mon projet de naissance (dont je parlerai par la suite). Je me sentais en confiance avec cette position et avais échangé avec mon mari sur ce sujet. C'est donc naturellement que je l'ai imposée aux praticiens, à la maternité. J'ai donc pu accoucher sereinement, en me concentrant sur ma respiration, sur les zones de tension et de relâchement de mon corps, restant centrée sur l'instant présent, grâce à la méditation (dont je vous dirai également quelques mots un peu plus bas).

LA MÉDITATION DE PLEINE CONSCIENCE

J'ai découvert la méditation tout à fait par hasard, au début de ma grossesse. Il se trouve que dans le centre de yoga où je vais chaque semaine, des cours sont proposés. Comme il n'était pas question d'activité sportive, j'ai voulu essayer. Je n'avais aucune idée de ce qu'était la méditation de pleine conscience. J'associais cela au mieux au bouddhisme avec sa culture du zen, au pire à des gourous prêts à s'emparer de l'esprit de leur assemblée. Autant vous dire que mon niveau de connaissance de la méditation était très limité.

J'entre donc dans ce cours, à la fois sceptique, curieuse et intriguée par cette approche. Eh bien, cette première expérience fut tellement positive que j'ai eu envie de renouveler l'expérience quelques jours plus tard. Je suis ressortie de mon premier cours de méditation complètement détendue, comme après une bonne sieste. Je ne savais pas trop expliquer pourquoi, mais je me sentais tout simplement bien. J'avais toutefois noté qu'il n'était pas facile de me concentrer tout le temps sur mon souffle car, immmanquablement, je partais dans mes pensées. Mais comment le simple fait de suivre ma respiration et d'observer mes pensées pouvait-il me conduire à un tel bien-être ?

La méditation de pleine conscience a été impulsée par le biologiste américain Jon Kabat-Zinn, en 1979. Il a eu l'idée de développer un programme de réduction du stress en adaptant les pratiques méditatives bouddhistes.

La méditation de pleine conscience propose une approche pédagogique, accessible et détachée de toute pratique religieuse. Elle invite à s'éveiller pleinement à l'instant présent, à développer son attention sur son monde intérieur, mais aussi sur son environnement extérieur. La pleine conscience est à portée de tous (de 3 à 99 ans) et peut facilement se vivre dans toutes nos activités quotidiennes.

La méditation est une excellente pratique pour appréhender les périodes de changement, comme la grossesse, en toute sérénité. La méditation se pratique plutôt dans un endroit calme, en intérieur ou en extérieur. Pendant ce temps dédié, il s'agit de se concentrer sur l'instant présent grâce à la respiration, d'accueillir ses différentes pensées, sans les juger. On peut méditer les yeux ouverts, fermés ou mi-clos. On peut pratiquer en étant assis sur une chaise ; en tailleur, le dos droit ; ou allongé. Toute la difficulté est de rester centré sur le présent, de ne pas s'endormir. Avec la pratique, on s'aperçoit qu'il est possible de méditer partout (je le fais souvent dans le train, le matin en me rendant au travail) et à tout instant, en marchant, en cuisinant, en mangeant, en buvant son thé ou son café... À chaque fois que l'on prend le temps de ralentir le rythme, que l'on se concentre sur chaque geste, sur chaque sensation, sur une émotion, on médite.

La méditation de pleine conscience a fait l'objet de nombreuses études et connaît depuis peu un réel engouement dans le milieu médical et paramédical français, tant les bienfaits sont nombreux (meilleure gestion du stress, lutte contre les troubles d'humeur, développement d'une capacité naturelle d'attention, gestion des compulsions alimentaires...). En France, Christophe André, psychiatre, et Mathieu Ricard, moine bouddhiste tibétain et interprète français du Dalaï-lama, sont les principaux porte-parole de l'art de méditer.

Aujourd'hui, je pratique régulièrement la méditation de pleine conscience. Cela fait maintenant partie de ma vie, en particulier lors des périodes difficiles. Cela m'aide au quotidien à alléger mon esprit, à relativiser les difficultés en observant mes pensées au lieu d'entretenir les ruminations. Lorsque j'ai une insomnie, c'est pour moi le remède miracle ! J'ai beaucoup pratiqué la méditation de pleine conscience au 3e trimestre de grossesse, quand je me réveillais en pleine nuit et peinais à me rendormir. Après 15 ou 20 minutes de méditation, je me rendormais comme un bébé.

Depuis une année, j'initie ma fille à la pratique de la méditation. Nous lui proposons cette activité quand elle est agitée, quand elle a un gros chagrin, quand elle est anxieuse, quand elle n'arrive pas à dépasser une frustration. Nous avons noté qu'après un exercice de méditation, elle exprimait plus facilement ses émotions, que ce soit par la parole ou par le dessin. Progressivement, nous essayons également de lui proposer cette activité en dehors d'un contexte particulier.

Mon astuce perso !

Lorsque mes amies, mes proches ou mes collègues me font part de leur envie de découvrir la méditation de pleine conscience, je leur recommande de lire l'excellent ouvrage de Christophe André, *Méditer, jour après jour : 25 leçons pour vivre en pleine conscience* (éditions L'Iconoclaste, 2011). Cet ouvrage est une bonne base pour commencer. Avec des exercices courts, il initie à l'essentiel de la pratique de la méditation de pleine conscience.

Si l'idée de démarrer seul ne vous motive pas trop, vous pouvez aussi effectuer vos premiers pas avec un initiateur professionnel qui vous servira de guide. Vous pourrez par la suite pratiquer seul.

Pour éviter les éventuels charlatans et autres gourous, vous pouvez consulter l'association pour le développement de la mindfulness, qui vous orientera vers un professionnel reconnu.

● LES SÉANCES DE PRÉPARATION À L'ACCOUCHEMENT ET LE PROJET DE NAISSANCE

Pendant la grossesse, il me semble également important de consacrer un peu de temps à la préparation à l'accouchement et au projet de naissance. En ce qui me concerne, ces cours m'ont permis de mieux comprendre comment mon bébé évoluait mois après mois, de pouvoir démystifier l'accouchement avec la sage-femme en abordant des questions pratiques : Comment sait-on que le travail a commencé ? Quand partir à l'hôpital ? Faut-il manger avant ? Comment gérer la douleur pendant le travail ? Quelles sont les positions que l'on peut adopter au moment de l'accouchement ? etc. Ce fut également de beaux moments d'échange avec d'autres futures mamans et de partage d'expérience.

La plupart des cours de préparation à l'accouchement sont pris en charge par la sécurité sociale. Alors, ne vous en privez pas et accordez-vous ce temps ! C'est l'occasion de rencontrer des professionnels de l'accouchement (sages-femmes, doulas, médecins...) pour leur poser toutes vos questions, d'échanger avec d'autres futures mamans. Votre conjoint peut vous accompagner. Il n'est pas rare qu'une ou deux séances leur soient directement consacrées, pour qu'ils posent eux aussi leurs questions, qu'ils apprennent les gestes pour vous soulager et vous accompagner durant le travail.

Prenez le temps de choisir ces cours et la méthode qui vous convient (classique, Bernadette de Gasquet, haptonomie, hypnose, accouchement à domicile...), en fonction de votre tempérament et de vos souhaits. Il est important que vous vous sentiez à l'aise avec le praticien pour être en confiance le jour J. Durant ces séances, vous pourrez petit à petit préciser votre projet de naissance.

Le projet de naissance consiste à préciser par écrit vos souhaits, vos préférences, ce que vous ne voulez pas le jour de l'accouchement, ce qui est important pour vous : maternité choisie, position d'accouchement souhaitée, personne qui vous accompagnera, péridurale ou pas, ce qui peut vous détendre, votre playlist, chambre seule ou pas... Discutez de ce projet avec votre conjoint ou avec la personne qui vous accompagnera le jour de l'accouchement ainsi qu'avec votre praticien. Cela vous aidera à dédramatiser et à anticiper certaines choses. Les personnes qui vous accompagneront le jour de l'accouchement sauront également ce qui est important pour vous et veilleront à respecter au mieux vos choix.

La préparation à l'accouchement est à la fois une préparation physique et mentale. Chaque accouchement est unique et ce qui convient à l'une ne conviendra sans doute pas à une autre. Cette préparation mentale prendra tout son sens le jour J, pour accueillir sereinement votre bébé, quels que soient les imprévus qui pourraient survenir.

SOIGNER LES MAUX DE LA GROSSESSE

Le corps étant mis à rude épreuve pendant la grossesse, de nombreux désagréments physiques peuvent littéralement vous gâcher la vie. Au lieu de prendre des tonnes de médicaments aux conséquences plus ou moins graves pour le fœtus, vous pouvez vous tourner vers la médecine douce.

En début de grossesse, dès le matin, j'étais prise d'affreuses nausées. Quand ces nausées se sont miraculeusement arrêtées au 5e mois, j'ai commencé à avoir sérieusement mal au dos et à souffrir de troubles digestifs. Heureusement, la médecine douce, en particulier l'homéopathie et l'ostéopathie, a réussi à atténuer fortement ces désagréments.

L'OSTÉOPATHIE

Les séances d'ostéopathie sont très utiles pour soulager les douleurs dorsales et abdominales, les troubles de la digestion, la constipation et les maux de tête.

Comme il existe quelques contre-indications pendant la grossesse, je vous recommande de consulter un médecin ostéopathe ou de signaler à votre ostéopathe habituel que vous êtes enceinte avant toute manipulation.

En ce qui me concerne, j'avais pris l'habitude de consulter mon ostéopathe une fois par an depuis un gros épisode de mal de dos, quelques années auparavant. Lors d'un bilan, je lui parle de notre projet d'avoir un bébé. Il me répond que c'est une excellente chose de l'avoir prévenu, car il allait faire une séance ostéopathique spécifique, compte tenu de ce contexte. Il m'a aussi dit que, généralement, on pensait à en informer son médecin généraliste ou son gynécologue, mais que l'on oubliait souvent de parler de son projet de bébé aux autres spécialistes de la santé qui pouvaient eux aussi contribuer à la réussite du projet. Je ne saurai jamais dans quelle mesure cette séance a été bénéfique, mais deux mois plus tard, j'étais enceinte.

Je suis retournée chez l'ostéopathe, environ trois semaines avant mon accouchement. J'avais terriblement mal au dos et en dessous des côtes. Il est vrai que ma petite chipie n'arrêtait pas de me donner des petits coups au niveau des côtes, car elle ne devait plus avoir beaucoup de place pour bouger.

Cette dernière séance d'ostéopathie avant mon accouchement m'a énormément soulagée. L'ostéopathe a, tout en douceur, libéré les zones de tension qui me faisaient souffrir et réalisé des manipulations spécifiques pour préparer mon accouchement.

Le saviez-vous ?

Les séances d'ostéopathie ne sont pas prises en charge par l'assurance maladie. Toutefois, de nombreuses mutuelles accordent un forfait pour les actes d'ostéopathie. Alors, n'hésitez pas à vous renseigner auprès de votre mutuelle.

L'HOMÉOPATHIE

La plupart des médicaments allopathiques étant contre-indiqués durant la grossesse, l'homéopathie peut être une bonne alternative. Vous pouvez consulter un médecin ou une sage-femme homéopathe qui vous prescrira un traitement adéquat, en fonction de votre terrain.

L'homéopathie a fait des merveilles pour moi, en particulier pour venir à bout de mes vilaines nausées et des petits troubles digestifs, fort désagréables. Après quelques jours de traitement, j'ai commencé à voir de grandes améliorations. Lors de ma dernière consultation, environ un mois avant mon accouchement, le médecin homéopathe m'a prescrit un traitement spécifique pour préparer mon corps et mon mental à l'accouchement et à l'allaitement.

Mon astuce perso

En début de grossesse, pour éviter les nausées, je prenais un solide petit déjeuner, directement au saut du lit. Le ventre vide favorise, en effet, l'état nauséeux. J'ai cessé également de boire du thé et du café, car leurs effets excitants ne sont pas recommandés pour le bébé. Je fuyais toutes les odeurs fortes qui avaient tendance à déclencher des nausées, comme la fumée de tabac ou l'odeur des poubelles...

J'avais modifié mon itinéraire habituel, passant plutôt par des petites rues moins fréquentées ou par un parc. J'avais surnommé ces itinéraires, mes parcours « anti-nausées ». Cela avait le triple avantage de m'éviter d'être en contact avec les fumées de cigarette, de me faire marcher un peu plus qu'à l'accoutumée, et de me permettre de respirer sainement et à pleins poumons.

Le corps étant particulièrement sollicité pendant toute la période de la grossesse, pour rester en forme physiquement, il est important de respecter quelques règles simples :

. BOIRE RÉGULIÈREMENT DE L'EAU TOUT AU LONG DE LA JOURNÉE
Votre machine interne fonctionnera mieux si elle est hydratée. Vous souffrirez moins de constipation et de nausées.

Mon astuce perso

Pour m'inciter à boire régulièrement, j'aromatise l'eau en y ajoutant des feuilles de menthe fraîche, une rondelle de citron ou quelques framboises. Cela marche très bien aussi avec les enfants qui boivent ainsi de l'eau sans rechigner.

. NE PAS FUMER NI BOIRE DE L'ALCOOL
C'est une évidence qu'il est tout de même bon de rappeler. Si vous êtes fumeur, faites-vous aider par un tabacologue, idéalement avant la grossesse ou dès le début de la grossesse. Pour ce qui est de l'alcool, le mieux est d'arrêter d'en boire dès que l'on arrête la contraception. On ne sait pas encore dire précisément, à la minute près, quand le bébé est conçu. Je ne cherche pas à vous faire la morale, loin de là, mais pensez-y, car l'alcool et le tabac peuvent provoquer des malformations du fœtus, des naissances précoces, des bébés de faibles poids.

. DORMIR SUFFISAMMENT POUR PERMETTRE AU BÉBÉ DE SE DÉVELOPPER SEREINEMENT

. PRIVILÉGIER UNE ALIMENTATION SAINE ET DE QUALITÉ
cf. le chapitre Une alimentation saine pour toute la famille

. HYDRATER SA PEAU POUR MIEUX LA PROTÉGER

Pendant la grossesse, la peau est très sollicitée, en raison de la prise de poids, de l'accroissement du volume du ventre, des hormones. Des vergetures plus ou moins disgracieuses peuvent alors apparaître et marquer notre peau, à vie. Pour éviter leur formation, il n'y a qu'une chose à faire : hydrater le corps, tout simplement.

Mon astuce perso

Il est inutile de dépenser une fortune en produits anti-vergetures, à la composition plus que douteuse et potentiellement nocive pour votre bébé. Un simple beurre ou une huile végétale suffisent. Vous pouvez hydrater votre corps 2 à 3 fois par jour, avec du beurre de karité bio, de l'huile d'argan bio ou de l'huile de jojoba bio, en insistant sur le ventre, les cuisses, les fesses.

Lorsque j'étais enceinte, nous avions fait de ce moment d'hydratation un véritable rituel. Le soir, après la douche, mon mari me massait délicatement le corps, et particulièrement le ventre, avec du beurre de karité ou de l'huile d'argan. Je n'étais manifestement pas la seule à apprécier ce moment de détente, car notre bébé, au début peu actif pendant ces moments, l'est devenu de plus en plus. Une première communication s'établissait déjà entre notre bébé et son papa.

UNE ALIMENTATION DE QUALITÉ PENDANT LA GROSSESSE

Lorsque l'on est enceinte, il faut être particulièrement vigilant sur la qualité et la fraîcheur des aliments. Outre le risque de contracter la toxoplasmose pour les futures mamans non immunisées, ou les intoxications alimentaires (dues aux listérioses, toxines et salmonelles...), la prudence est de mise durant cette période. On est plus vulnérable, plus sensible. Sans oublier l'impact sur le développement de votre bébé.

Optez pour une alimentation variée, de préférence d'origine biologique, en particulier pour les fruits et les légumes. Leur qualité nutritionnelle est supérieure et exempte de pesticides et autres produits chimiques, nocifs pour la santé de la future maman et du fœtus.

Soyez vigilants sur l'origine de la viande, choisissez-la bio, de préférence, et limitez votre consommation de poisson à deux fois par semaine, maximum. Privilégiez les petits poissons du début de la chaîne alimentaire (sardines, maquereau...), dont la concentration en métaux lourds (mercure, notamment) et PCB est moindre.

Le saviez-vous ?

Les PCB (polychlorobiphényles), plus connus sous le nom de pyralènes, sont des dérivés chimiques chlorés. Les PCB sont un vrai désastre pour notre environnement, car ce sont des polluants organiques persistants, extrêmement difficiles à éliminer des écosystèmes. Ce sont aussi des perturbateurs endocriniens, classés cancérigènes probables.

Les PCB étaient utilisés pour leurs qualités d'isolant électrique, de lubrifiant ou de non-inflammabilité. On les retrouvait notamment dans les transformateurs électriques. Depuis 1987, il est interdit de vendre, d'acquérir ou de mettre sur le marché des appareils contenant des PCB. Mais malgré cette interdiction, il est difficile de l'éliminer de notre environnement.

Les PCB se dissolvent peu dans l'eau ; ils se concentrent progressivement dans les sols et les sédiments et pénètrent ainsi dans la chaîne alimentaire. Nous sommes principalement exposés aux PCB via notre consommation de poisson, car pratiquement toutes les rivières françaises sont contaminées. Même à faible dose, lorsque le fœtus est exposé aux PCB, cela peut entraîner des problèmes de développement cérébral, endocrinien, immunitaire ou psychomoteur chez l'enfant (trouble de l'attention, retard verbal, trouble de la mémoire).

L'agence française de sécurité sanitaire recommande aux enfants de moins de 3 ans et aux femmes enceintes ou voulant avoir des enfants:

. de ne pas consommer de poisson plus de deux fois par semaine, en particulier les poissons d'eau douce ;

. de diversifier les espèces de poissons consommés et de varier les zones d'approvisionnement ;

. d'éviter, par précaution, les espèces de poisson vivant en contact avec des sédiments de fond et les poissons de fin de chaîne alimentaire (brochet, sandre, anguille, barbeau, carpe, silure, brème...).

Variez les types de céréales, choisissez-les complètes ou semi-complètes, bio de préférence (riz, quinoa, boulgour, avoine, orge...), et accompagnez-les de légumineuses (lentilles, haricots blancs ou rouges, haricots adzuki, pois chiches...), surtout si vous consommez peu de viande, voire pas du tout.

Le saviez-vous ?

Les céréales complètes ou semi-complètes sont riches en fibres, bénéfiques pour le transit et pour la régulation du taux de cholestérol.

Si vous avez les intestins sensibles ou que vous souffrez de troubles digestifs, optez plutôt pour des céréales demi-complètes ou des aliments riches en fibres solubles, telles que l'avoine, l'orge, les graines de chia ou les graines de lin.

Privilégiez les céréales complètes ou semi-complètes bio. Les céréales complètes non bio contiennent beaucoup de pesticides, car ceux-ci sont concentrés dans l'enveloppe de la céréale.

Les pesticides sont impliqués dans le développement de nombreuses maladies graves, telles que les cancers, les malformations, les troubles neurologiques. De plus, ce risque est accru en raison de « l'effet cocktail » des produits chimiques (les substances chimiques sont plus toxiques lorsqu'elles sont associées que lorsqu'elles sont ingérées séparément).

Pour les petites fringales ou les goûters, consommez plutôt des fruits secs (noix, noisettes, amandes, abricots ou raisins secs, dattes...). Ils sont une bonne source d'acides gras essentiels et un concentré de vitamines. Dégustez-les accompagnés de produits laitiers (yaourt, fromage blanc, lait d'amande, de soja...). Vous pouvez également manger des céréales (flocons d'avoine, granola pauvre en sucre, tranches de pain complet ou semi-complet bio...) et des fruits frais de saison.

Pour éviter certains troubles digestifs, comme les ballonnements ou les remontées acides, fractionnez les repas en décalant le dessert ou le fromage à l'heure du goûter, par exemple. Procéder ainsi m'a permis d'avoir une digestion plus légère et, progressivement, j'ai renoué avec la tradition du goûter, comme quand j'étais enfant.

Aujourd'hui, j'ai conservé cette habitude de me faire une vraie pause-goûter. Le week-end, c'est une réelle pause-détente et gourmande en famille.

N'oubliez pas de boire de l'eau tout au long de la journée, en limitant les boissons excitantes, comme le thé ou le café. Diminuez, voire supprimez, les boissons riches en sucre, comme les sodas ou les jus de fruits industriels. Elles pèsent sur la balance, mais n'ont pas d'intérêt nutritionnel. Soyez particulièrement attentifs aux apports en sucre et en sel durant la journée.

Si toutefois, l'envie d'une boisson sucrée vous tenaille, pressez une orange, mixez quelques fruits pour vous concocter un bon smoothie, selon vos envies. C'est simple et tellement bon !

Ne faites pas l'impasse sur le petit déjeuner, d'autant plus qu'un ventre vide tend à favoriser la nausée, qu'on tente ensuite de calmer artificiellement par des grignotages.

Et surtout, même si l'appétit est un peu plus fort qu'à l'accoutumée, ne cherchez pas à manger pour deux. Rappelez-vous que ce n'est pas la quantité, mais la qualité nutritionnelle des aliments ingérés qui contribue au développement du fœtus.

Mon astuce perso

Quand j'étais enceinte, j'apportais une collation au bureau. Dans une petite boîte de conservation, je glissais des fruits ou des légumes de saison (tomates cerises, bâtonnets de concombre, pomme, banane...), un carré de chocolat noir et un bout de pain, des fruits secs ou tout simplement un yaourt. Cela permettait de faire une pause-goûter et, en cas de fringale, cela m'évitait de me jeter sur le distributeur de barres chocolatées. Aujourd'hui, j'ai conservé cette habitude et prépare ma petite boîte en même temps que la boîte à goûter de ma fille.

ASTUCES POUR LA GARDE-ROBE DES ENFANTS

La préparation du trousseau est un moment magique pour les futurs parents. Les choses deviennent plus concrètes et c'est le signe que bébé sera bientôt là. Quelle que soit la méthode pour constituer ce trousseau, restons tout de même vigilants et ne nous laissons pas enivrer par les doux rêves vendus par les boutiques de mode pour tout-petits ou par les enseignes spécialisées en articles de puériculture. Voici quelques éléments pour faire des achats utiles et sains, sans exploser votre budget.

● PRIVILÉGIER LES VÊTEMENTS EN COTON BIOLOGIQUE

Le coton biologique, exempt de pesticide et de tout produit chimique (colorants, plastifiants, teintures à base de métaux lourds, chlore...), ne sera pas agressif pour la peau fragile des bébés. La peau de bébé est en effet beaucoup plus perméable que celle des adultes et, par simple contact avec certains textiles, un bébé peut développer de l'eczéma, encore appelé dermatite atopique.

Le label Okö Tex certifie que les textiles sont irréprochables pour la santé. Les produits finis sont contrôlés et ne doivent pas comporter de substances interdites (formaldéhyde, colorants cancérigènes, métaux lourds...) ou susceptibles d'être dangereuses pour la santé sans être encore réglementées (pesticides, colorants allergènes...).

Le label GOTS, Global Organic Textile Standard, regroupe les différentes certifications biologiques existantes pour répondre à des critères définis en commun.

Mon astuce perso

Vous pouvez vous procurer des vêtements en coton bio à prix doux au rayon vêtements d'enfants des grandes surfaces. Les collections Bout'Chou et Monoprix kids de Monoprix contiennent souvent des pièces en coton biologique. Le rapport qualité/prix est vraiment très intéressant. Certains sites, comme LaRedoute.com, verbaudet.com, Natiloo.com, bébé-au-naturel.com, brindilles.com, permettent également d'acheter des draps, des serviettes, des bodies, des pyjamas et d'autres vêtements bio à des prix raisonnables.

Dans tous les cas, et surtout si les vêtements ne sont pas d'origine biologique, lavez-les systématiquement avant qu'ils ne soient portés. Cela évitera d'éventuelles réactions allergiques dues à des résidus de produits de fabrication.

● ACHETER EN QUANTITÉ LIMITÉE

10 à 15 pièces suffisent largement. Privilégiez les vêtements de taille 3 mois dans un premier temps, puis 6 mois. La première année, bébé grandit à vue d'œil et les vêtements naissance ou 1 mois serviront tout au plus 15 jours, voire pas du tout pour les « beaux bébés ». Comme c'est clairement indiqué, la taille naissance est utilisée uniquement durant la semaine qui suit la naissance.

Mon astuce perso

D'une manière générale, cela ne sert à rien d'acheter beaucoup de vêtements pour les bébés et les jeunes enfants, car les vêtements deviennent vite trop petits. En moyenne, jusqu'à l'âge de 6 ans environ, les enfants grandissent de 7 à 8 cm par an. Autrement dit, tous les 3 ou 4 mois, il faut changer de taille de chaussures et de vêtements.

N'hésitez pas à fréquenter les dépôts-ventes spécialisés en vêtements d'enfants, jouets et articles de puériculture. C'est un excellent moyen d'acheter des pièces en très bon état (peu portées et souvent de marque) à moindre coût. Les dépôts-ventes proposent généralement des vêtements jusqu'à l'âge de 12 ans environ. Vous pourrez vous aussi y vendre les vêtements de vos enfants, devenus trop petits, ou votre matériel de puériculture. J'y achète souvent et y revends également. C'est ainsi que j'ai pu trouver le déguisement préféré de ma fille, en excellent état, à moitié prix. Ce jour-là, j'étais la meilleure maman du monde pour ma petite puce !

Utilisez également les vide-greniers, les sites de dons et d'échange entre parents.

● MISER SUR LA QUALITÉ

Il n'y a rien de plus pénible que de se retrouver avec des guenilles après seulement 3 lavages. Le choix de la lessive est également essentiel. Ne vous fiez pas aux lessives soi-disant développées pour le linge de bébé. Misez plutôt sur une lessive écologique à base de produits naturels, sans allergène, car la peau des bébés est très fragile. Cela évitera de l'agresser avec les phosphates, parfums, conservateurs et divers détachants... Attention aux huiles essentielles, contre-indiquées chez les enfants de moins de 6 ans. Alors, lisez les étiquettes !

Lavez à basse température 30 ou 40 °C, ça suffit la plupart du temps pour le linge quotidien du bébé (et de toute la famille). Utilisez de préférence une lessive écologique, plus respectueuse de l'environnement qu'une lessive conventionnelle. Choisissez-la sans parfum, sans huile essentielle, si vous avez des enfants en bas âge, pour limiter le risque d'allergies. Inutile de surdoser la lessive pour augmenter l'efficacité. En cas de tache, frotter la tache avec du savon de Marseille. Laisser agir pendant 10 à 15 minutes avant de procéder à votre cycle de lavage habituel. Veillez à bien choisir le savon de Marseille, car de nombreuses contrefaçons existent. Il doit être fabriqué avec de l'huile d'olive, à hauteur de 70 % au moins. On trouve de plus en plus de savon de Marseille à base d'huile de palme, souvent de couleur claire. La production d'huile de palme étant peu écologique, privilégiez les savons de Marseille de couleur verte, à base d'huile d'olive biologique.

Comme adoucissant, un peu de vinaigre dissous dans un volume d'eau fera l'affaire, ce sera beaucoup moins agressif que les adoucissants classiques pour la peau du bébé.

Mon astuce perso

Vous pouvez fabriquer votre lessive en procédant de la façon suivante : râpez environ 150 g de savon de Marseille pour une contenance de bidon de 3 litres, ajoutez de l'eau bouillante et mélangez. Avant chaque utilisation, agitez le mélange. En cas de linge très sale, vous pouvez ajouter 2 cuillères à soupe de bicarbonate de soude, pour augmenter l'efficacité de la lessive.

Le saviez-vous ?

Les phosphates ne sont pas totalement traités par les stations d'épuration et l'accumulation de phosphates dans l'environnement est à l'origine de la prolifération d'algues qui asphyxient la faune aquatique. De plus, les toxines libérées par les algues contribuent à polluer les eaux potables.

● LES PREMIERS MOIS, PRIVILÉGIER LES BODIES ET LES PYJAMAS POUR LEUR CONFORT

Bien plus pratiques pour laisser bébé gigoter que les robes, les collants et autres salopettes qui rendent le change compliqué. Nos enfants auront largement le temps de découvrir les subtilités de la mode. Fini les collants mis devant-derrière par le papa ou les salopettes mal attachées. Les nounous nous diront également un grand merci !

● D'AUTRES PIÈCES COMPLÉMENTAIRES SERONT ÉGALEMENT FORT UTILES

.1 À 2 GIGOTEUSES DE TAILLE 6 MOIS.

On peut opter pour des modèles évolutifs qui éviteront l'achat d'une gigoteuse de taille naissance qui durerait au final très peu de temps.

. 4 À 5 LANGES MULTIUSAGES

Pour couvrir bébé en été, l'emmailloter quand il pleure, à utiliser aussi comme couverture sur les tables à langer dans les espaces publics... Ils ont l'avantage de se glisser dans un sac plus facilement qu'une serviette de toilette, plus épaisse.

. COUSSIN D'ALLAITEMENT

J'ai opté pour cette sorte d'oreiller dès le deuxième trimestre de ma grossesse. Cela a vite soulagé mes douleurs dorsales nocturnes et il m'est devenu rapidement indispensable. Après la naissance de mon bébé, j'ai utilisé le coussin pour l'allaiter dans une position confortable. Les premiers mois, il a aussi fait office de transat. Aujourd'hui, ma fille l'utilise encore comme oreiller.

. LINGE DE LIT EN COTON BIO

Draps housses, alèses en coton bio, car le bébé passe beaucoup de temps à dormir, les premiers mois.

. SERVIETTES ET CAPES DE BAIN EN COTON BIO OU EN FIBRE DE BAMBOU

Pour sécher délicatement la peau de bébé.

. CHAUSSETTES EN COTON BIO

les premiers mois, il est inutile d'acheter des chaussures aux bébés. Une paire de chaussettes suffit. Vers 6 mois, vous pouvez opter pour des petits chaussons en cuir souple, qui ne déformeront pas les pieds de votre bébé. Vous en trouverez de très jolis sur les sites de natiloo.com ou bébé-au-naturel.com. Vous pouvez aussi lui tricoter des petits chaussons.

● SAC À LANGER OU PAS ?

Opter pour un sac à langer est vraiment un choix personnel. En ce qui me concerne, je n'ai pas acheté de sac à langer. Primo parce qu'ils sont relativement chers, deuxio parce que très souvent ils sont trop marqués « enfant », et surtout qu'allais-je faire de ce sac après ? Pour toutes ces raisons, j'ai simplement opté pour un grand sac, suffisamment solide pour y glisser les repas et le nécessaire de change de mon bébé. J'ai voulu qu'il dispose d'une anse plutôt longue et réglable pour l'accrocher à la poussette pendant les balades, histoire de ne pas m'esquinter l'épaule. Bien entendu, je l'ai choisi à mon goût, pas trop féminin pour que mon mari puisse également l'utiliser sans être gêné par le regard des autres. Aujourd'hui, nous l'utilisons encore pour mettre des affaires lorsque nous partons en voyage ou en pique-nique.

LES MUST HAVE DES ACCESSOIRES DE PUÉRICULTURE

PORTE-BÉBÉ OU ÉCHARPE DE PORTAGE

L'écharpe de portage a été pour moi une vraie révélation. Elle est très utile les premiers mois, car elle permet d'avoir son bébé contre soi, tout en ayant les mains libres. De plus, bébé adore, car il est au chaud et cela lui rappelle agréablement les moments où il était dans le ventre de sa maman. C'est un excellent moyen de le calmer quand il pleure. Essayez et vous m'en direz des nouvelles !

Enceinte, l'idée d'utiliser une écharpe de portage m'enchantait. Néanmoins, je ne me sentais pas très à l'aise pour réaliser les multiples nœuds, sans risquer de faire tomber bébé. En recherchant un peu dans les offres d'écharpes disponibles dans le commerce, j'ai découvert les écharpes d'inspiration chinoise ou asiatique. Attention à ne pas confondre avec les écharpes « made in China » !

Les peuples asiatiques ont une forte tradition de portage. Aujourd'hui, des fabricants s'en sont inspirés pour concevoir des écharpes. Il s'agit d'un porte-bébé constitué d'un rectangle de tissu pour l'assise du bébé et de 4 lanières disposées aux quatre coins, qui servent à nouer l'écharpe autour du corps. Les grands avantages de cette écharpe sont sa simplicité d'utilisation et sa légèreté. Même une personne non expérimentée comme moi y est arrivée. Alors, n'hésitez pas une seconde. L'écharpe s'adapte très facilement au corps du porteur, grâce aux lanières. Bébé peut être porté sur le dos, sur le ventre, sur le côté, et cela jusqu'à environ 3 ans.

POUSSETTE OU PAS POUSSETTE ?

Choisir d'investir dans une poussette me semble nécessaire, surtout si vous êtes citadins. La poussette est pratique, notamment quand bébé grandit et que l'écharpe de portage ne suffit plus, ou quand bébé commence à s'intéresser au monde qui l'entoure.

Il existe de nombreuses marques, modèles et options. Optez pour celle qui correspond le mieux à votre mode de vie. Si vous disposez d'une voiture, assurez-vous que le pliage et le dépliage sont aisés et que la poussette peut facilement se ranger dans un petit coffre. La poussette doit rester maniable d'une seule main. Pensez au jour où vous serez chargés ou quand bébé commencera à vouloir faire quelques pas à vos côtés.

La nacelle me semble plus pratique les premiers mois. Bébé peut s'y endormir confortablement, en particulier lors des longs voyages en voiture. Il ne risque pas de souffrir d'une mauvaise position. De plus, la nacelle sera automatiquement fixée à l'arrière du véhicule, une position offrant une meilleure sécurité que le maxi-cosy placé sur le siège passager avant. La nacelle a également l'avantage de pouvoir servir de lit d'appoint, les premiers mois.

SIÈGE AUTO

Le siège auto est OBLIGATOIRE pour les déplacements en voiture avec les enfants de moins de 10 ans (ou mesurant moins de 1 m 35). Même si l'on ne va pas loin, les enfants doivent obligatoirement être installés dans un siège adapté à leur âge et à leur poids.

Le poids de l'enfant détermine le groupe du siège auto à acheter :

- → Nacelle Groupe 0, jusqu'à 10 kg maximum
- → Siège auto groupe 0+, jusqu'à 13 kg
- → Siège auto groupe 1, jusqu'à 18 kg

→ Siège auto groupe 1/2/3, de 9 kg à 36 kg

→ Siège auto groupe 2/3, de 15 kg à 36 kg

→ Siège auto groupe 3, de 25kg à 36 kg

Pour les problématiques de fixation dans la voiture, n'hésitez pas à demander conseil aux vendeurs pour retenir le modèle qui convient le mieux à votre utilisation et à votre véhicule.

Le saviez-vous ?

Dans la mesure du possible, il vaut mieux acheter un siège auto neuf. D'occasion, il sera difficile de savoir si le siège a déjà subi des accidents et donc des microfissures qui l'auraient endommagé.

● UNE BAIGNOIRE BÉBÉ

La baignoire bébé me semble un accessoire très pratique pour donner le bain au bébé. On peut facilement l'installer dans une salle de bain, directement dans la baignoire ou dans le carré de douche (dans ce cas, faites attention à la dimension du modèle choisi). Pour éviter de vous casser le dos, vous pouvez installer un petit tabouret pour vous asseoir, le temps du bain.

Les baignoires bébé étant souvent en plastique, veuillez à ce que la matière ne comporte pas de métaux lourds, phtalate, formaldéhyde, bisphénol A ou autres substances nocives. Ces produits toxiques pourraient, sous l'effet de la chaleur, migrer dans l'eau du bain et entrer en contact avec la peau du bébé. Pensez également au côté pratique selon votre utilisation.

Pour ma part, j'ai opté pour la baignoire pliable, Stokke® Flexi Bath™. Ainsi, une fois séchée et pliée, son encombrement est minimal. Elle est d'ailleurs très pratique quand on veut l'emporter en vacances. Dès que ma fille a été plus grande, elle a recyclé sa baignoire en piscine pour ses poupées.

● BIBERONS AVEC 0 % DE BISPHÉNOL A

Pour les premiers mois de bébé, j'ai choisi des biberons en verre de petite contenance (90 mL) et de grande contenance (240-270 mL) en verre. Ces biberons sont faciles à laver et présentent l'avantage de ne pas contenir de bisphénol A. Des housses anti-casse à enfiler sur les biberons existent pour éviter que celui-ci ne se brise en cas de choc ou de chute.

Dès que ma fille a commencé à vouloir prendre son biberon seule, j'ai opté pour un biberon en plastique sans bisphénol A. Les biberons en plastique sont, en effet, plus légers. Les petits peuvent plus facilement les prendre en main pour boire seuls leur lait.

Le saviez-vous ?

Le bisphénol A en question.

Depuis 2010, la loi interdit l'utilisation du bisphénol A dans les biberons.

Le bisphénol A est un perturbateur endocrinien potentiellement responsable de multiples maladies comme le diabète, l'obésité, les troubles de la fertilité, les maladies cardiovasculaires, les cancers...

Au-delà des biberons, il est présent dans de nombreux produits (en particulier ceux fabriqués en matière plastique PVC ou polycarbonate) permettant de conserver les aliments, dans des canettes de

sodas ou dans des boîtes de conserve, et même dans les reçus de carte bancaire et les tickets de caisse. Depuis le 1er janvier 2015, il est devenu interdit d'utilisation dans tous les contenants alimentaires, ainsi que dans les dispositifs médicaux destinés aux bébés et aux femmes enceintes.

Pour les éviter, fuyiez les plastiques repérés par le chiffre 3 (PVC), 7 (autres) ou par les lettres PC (polycarbonate).

Mon astuce perso

Il est inutile d'investir dans un stérilisateur de biberons. Après chaque utilisation, il suffit de les nettoyer avec un peu de liquide vaisselle écologique, de frotter avec un goupillon, de rincer à l'eau claire et d'égoutter. L'autre solution pratique est de les mettre au lave-vaisselle. Veillez surtout à utiliser des pastilles écologiques, sans phosphates.

LA CHAISE HAUTE

Quand bébé commence à manger ses premières purées se pose la question de la chaise haute. La chaise haute est à mon avis fort utile. L'enfant, en hauteur, voit et participe aux échanges avec les autres convives, au cours du repas. Il se sentira grand et montrera progressivement son intérêt pour apprendre à manger seul.

Il existe de nombreuses chaises hautes. Opter pour celle qui convient le mieux à votre utilisation, tout en restant confortable pour bébé. En ce qui me concerne, j'ai une préférence pour les chaises hautes en bois, que l'on peut placer contre la table et dont on peut ajuster le repose-pieds à la fois en hauteur et en profondeur, au fur et à mesure que l'enfant grandit.

LA TOILETTE DES PETITS

La peau des bébés est très fine et absorbe beaucoup plus les substances que celle d'un adulte. Il faut donc être vigilant quant au choix des produits de toilette pour bébé. Choisissez des produits sans parfum, sans colorant chimique, sans parabène ni formaldéhyde, EDTA, PEG (polyéthylène glycol), pour limiter les risques d'allergies et les effets nocifs sur leurs systèmes immunitaire et hormonal. Préférez les produits à base d'huile végétale (huile de calendula, amande douce, beurre de karité, argan, coco...).

Pour les petits, il est inutile de multiplier les produits d'hygiène. En réalité, peu de produits suffisent.

Les indispensables sont les suivants :

DES LINGETTES LAVABLES - OUI !!!

Choisissez-les en coton flanelle bio ou en fibre de bambou pour la peau délicate des bébés. Ces lingettes sont très faciles à utiliser au quotidien. Elles s'utilisent avec un peu d'eau ou de liniment, sont lavables en machine et réutilisables. Vu leur petite taille, l'utilisation de lingettes lavables n'augmente pas le nombre de lessives à effectuer. Vous les trouverez dans les magasins bio ou sur les sites bio spécialisés. C'est une alternative économique et écologique au coton et aux lingettes traditionnelles jetables.

Pour la petite histoire, j'ai proposé les lingettes lavables à l'assistante maternelle qui s'occupait de ma fille en journée. Elle les a très rapidement adoptées, sans réticence. Tous les jours, nous lui mettions des lingettes lavables propres dans un petit sac. Les lingettes usagées et à laver étaient restituées, le soir, dans un autre sac prévu à cet effet. Nous avons fonctionné ainsi, jusqu'à ce que ma fille soit propre.

Mon astuce perso

Une fois que mon enfant a été propre et que les lingettes lavables n'ont plus eu d'utilité, je les ai reconverties en lingettes pour me démaquiller. De cette manière, petit à petit, j'ai complètement supprimé le coton de ma liste de courses.

Et dans la vraie vie...

Lors de nos sorties, il n'était pas toujours aisé d'utiliser des lingettes lavables. Dans ce cas, j'utilisais des lingettes jetables écologiques, 100 % d'origine végétale, et biodégradables. La plupart des lingettes du commerce, non bio, contiennent en effet du phénoxyéthanol (utilisé comme conservateur), potentiellement nocif et irritant pour les bébés. En France, l'Agence nationale de la sécurité du médicament et des produits de santé en déconseille même l'usage, car le phénoxyéthanol est toxique pour le sang et le foie. Par ailleurs, les lingettes jetables restent très polluantes pour notre environnement, car elles sont non dégradables.

● DU LINIMENT

C'est le produit magique, déjà utilisé par nos grand-mères, à fabriquer soi-même ou à acheter directement en parapharmacie ou en magasin bio. Le liniment est tout simplement un mélange de 50 % d'eau de chaux (à ne pas confondre avec la chaux utilisée en agriculture ou en décoration) et 50 % d'huile végétale. Préférer les compositions bio et à base d'huile d'olive.

Le liniment est idéal pour le change, car il laisse un film hydratant protecteur sur les fesses du bébé. Dans le cas d'érythème fessier, le liniment fera également des merveilles. Oubliez le talc lors du change de bébé, car ce produit à base de stéarate de zinc est très irritant pour les voies respiratoires.

Vous pouvez également utiliser le liniment pour débarbouiller bébé après le repas ou pour supprimer les croûtes de lait. Appliquez-le simplement sur le cuir chevelu de bébé, une heure avant le shampoing. Lavez ensuite avec un shampoing bébé doux, de préférence bio.

Et si un jour vous êtes en panne de lait démaquillant, le liniment sera parfait pour enlever toute trace de maquillage !

● UNE HUILE NETTOYANTE OU UN GEL SANS SAVON

En particulier si bébé a une peau à tendance atopique, pour laver la peau et les cheveux. Pour les plus grands, ne les habituez pas aux bains moussants, beaucoup trop agressifs pour leur peau. Il n'est pas nécessaire d'avoir de la mousse dans l'eau pour s'amuser dans le bain. C'est avant tout du conditionnement marketing !

Mon astuce perso

Les nourrissons n'étant pas sales, il n'est pas nécessaire de leur donner le bain tous les jours. Inutile donc de leur décaper la peau avec des produits divers comportant de nombreux tensio-actifs, parfums, conservateurs... Vous pouvez, par exemple, leur donner le bain un jour sur deux. Le jour sans bain, une simple toilette avec une lingette lavable suffit.

● UN SOIN HYDRATANT

Beurre de karité, crème ou lait hydratant. Le beurre de karité reste mon préféré, car il peut être adopté par toute la famille. Il convient pour l'hydratation du corps et des cheveux de toute la famille, bébé compris. Le beurre de karité ou le beurre d'argan peuvent également être utilisés durant la grossesse, en massage sur le ventre, pour éviter la formation de vergetures. En période de grand froid, un peu de beurre de karité sur les lèvres adoucira les lèvres gercées. Choisissez le beurre de karité pur, d'origine biologique. Vous en trouverez dans les boutiques bio ou sur des sites bio spécialisés.

● DES COUCHES ÉCOLOGIQUES

Juste avant la naissance de ma fille, je me suis interrogée sur la marque de couches que j'allais utiliser. Étant novice sur le sujet, j'ai commencé à étudier le rayon couches des boutiques en ligne des supermarchés. Chaque marque mettait en avant ses arguments marketing (marque la plus connue, antifuite, parfum agréable, couche spéciale fille ou garçon...), et au final je ne savais laquelle choisir, en toute objectivité. N'étant pas convaincue par tous ces arguments, je décidai d'étudier d'un peu plus près le sujet pour me faire ma propre opinion. Et le résultat ne fut pas triste !

Ma première surprise fut de découvrir qu'outre les différentes qualités marketing mises en avant, la composition des couches n'était pas toujours clairement indiquée sur les paquets. Or nos petits, passant pratiquement les trois premières années de leur vie en contact permanent avec des couches, cette information me semblait essentielle.

Et voici ce que mes recherches m'ont indiqué :

Les couches traditionnelles pour les bébés peuvent contenir jusqu'à 50 produits différents ! Les composants les plus courants sont le polyéthylène ou le polypropylène (utilisés comme matière plastique, en couche externe, et ne laissant guère respirer la peau du bébé), du polyacrylate de sodium, sorte de gel très absorbant, de nombreux parfums, du TBT (trybutil étain), ou encore du chlore (résidus de l'opération de blanchiment de la cellulose). Ces composants chimiques peuvent être particulièrement irritants pour la peau des bébés, voire, dans le cas de certains produits, agir directement sur leurs systèmes immunitaire et hormonal. C'est tout simplement effrayant !

De plus, les couches classiques ne sont pas dégradables, recyclables ou même compostables. Sachant qu'un enfant utilise en moyenne 5 couches par jour entre 0 et 3 ans, soit plus de 5 000 couches dans sa petite enfance, je vous laisse imaginer le volume de déchets que cela représente à l'échelle de la planète.

Comme alternative aux couches jetables traditionnelles, on peut opter pour des couches lavables.

Les couches lavables sont très souvent fabriquées en coton biologique, en chanvre ou en bambou pour la partie absorbante et la partie directement en contact avec les fesses du bébé. Le bambou est en général plus absorbant que le chanvre, lui-même plus absorbant que le coton. Le papier de protection est en cellulose biodégradable et peut être jeté dans les toilettes, avec les selles. La culotte est en matière polaire, en coton ou en laine.

Si vous prenez des couches lavables, assurez-vous de choisir des couches certifiées Okö-Tex. Cette certification garantit que le tissu ne contient pas de résidus de pesticides ou d'engrais et qu'il n'a pas été blanchi au chlore. Il n'y a pas non plus de parfum ou de gel absorbant chimique.

Il faut compter une vingtaine de couches environ pour 3 jours d'autonomie. Les textiles des couches lavables sont en général très résistants et peuvent supporter plus de 300 cycles de lavage.

L'investissement de départ peut être important, 20 € en moyenne par couche. Mais il sera vite rentabilisé si on le compare au coût des couches traditionnelles et les couches pourront être utilisées pour les enfants suivants.

Selon différentes sources (Terraeco et Consogloble) suivant le modèle choisi, un pack de 18 couches lavables coûte entre 300 et 500 €. En prenant en compte les coûts des lessives, de l'eau et de l'électricité, cela revient au maximum à 800 € par an, quand les dépenses de couches jetables atteignent 1 500 à 1 800 €.

Et dans la vraie vie...

Si l'idée des couches lavables ne vous tente pas, qu'elle ne vous semble pas compatible avec votre mode de vie ou si cette solution vous semble trop rétrograde ou vous rebute et s'avère difficilement acceptable par la crèche ou l'assistante maternelle qui garde votre enfant, il reste l'alternative des couches jetables écologiques.

C'est le choix que j'ai fait et j'en ai été ravie, car ma fille n'a pas connu la douloureuse expérience des érythèmes fessiers. Vous trouverez différentes marques de couches écologiques dans les magasins ou sur les sites spécialisés bio (natiloo.com, bébé-au-naturel.com, brindilles.com, greenweez.com...). Parmi les marques écologiques les plus courantes, on peut citer les marques Bambo Nature, Naty by Nature Babycare, Tidoo, Tushies, Wiona... Des marques, comme Naty by Nature Babycare, proposent également des culottes d'apprentissage, pratiques lorsque bébé apprend à être propre.

Les couches jetables écologiques sont en général hypoallergéniques, en matériaux naturels et sans parfum. La partie absorbante est constituée majoritairement d'amidon de maïs (sans OGM) et de cellulose de bois (certifiée PEFC ou FSC), sans traitement de blanchiment au chlore. À noter que certaines couches écologiques comportent tout de même un gel absorbant, mais en moindre quantité que les couches traditionnelles. L'enveloppe extérieure, à base d'amidon de maïs, est microperforée, ce qui laisse respirer la peau de bébé, mais reste imperméable au contact des vêtements. L'encre d'impression est certifiée sans métaux lourds.

Le saviez-vous ?

Avec les couches lavables et les couches jetables écologiques, la sensation de fesses humides n'est pas annihilée, ce qui est plutôt une bonne chose pour l'acquisition de la propreté. L'enfant se rendra en effet mieux compte de la différence de sensation entre être au sec et être mouillé. Il sera d'autant plus motivé pour devenir propre.

Ce serait tout de même simpliste de réduire l'apprentissage de la propreté à une simple question de couches. Les choses sont en réalité beaucoup plus complexes. L'apprentissage de la propreté se fait lorsque différents paramètres sont réunis, à savoir une certaine aptitude physique et physiologique, une bonne réceptivité de l'enfant à devenir propre, et la capacité des parents à être disponibles et patients pendant cette période d'acquisition. Je vous conseille de procéder par étapes, en demandant conseil à votre médecin ou à votre pédiatre, et surtout, faites confiance à votre enfant.

Voici une petite anecdote pour vous convaincre que les enfants savent encore mieux que nous quand ils sont prêts.Ma fille a été propre en journée à l'âge de 2 ans. Trois mois plus tard, en allant la coucher un soir, on lui propose de mettre sa couche-culotte pour la nuit. Elle nous répond qu'elle souhaite dormir en culotte, sans couche. Nous lui rétorquons qu'elle est bien trop petite et que, pour l'instant, elle doit encore mettre des couches pour la nuit. Elle accepte de mettre sa couche-culotte, pas convaincue par nos explications. Le vendredi soir suivant, elle réitère sa demande, avec beaucoup d'insistance. Avec mon mari, non sans hésitation, nous décidons d'accepter qu'elle dorme sans mettre de couche. Nous vérifions qu'il y a bien une alèse sur son matelas, puis nous mettons le pot dans sa chambre... au cas où. Une chose était sûre : nous allions passer une nuit courte. Mais tant pis, nous avions dit oui et maintenant, il fallait assumer. Après tout, ce n'était pas si grave. Le lendemain, c'était le week-end et nous pourrions récupérer d'une éventuelle nuit courte.

Le lendemain, nous sommes réveillés par les appels de notre fille. Nous nous précipitons dans sa chambre, prêts pour une opération post-inondation. Quelle ne fut pas notre surprise de découvrir que son lit était bel et bien sec ! Elle était très fière d'avoir remporté cette victoire, d'autant plus que nous, parents, étions complètement incrédules. Depuis, elle n'a plus eu besoin de couches pour la nuit.

CONCLUSION

L'acquisition de la propreté dépend énormément de la motivation de nos enfants. Soyons donc attentifs, patients et à leur écoute, pour qu'ils franchissent ce grand pas, en confiance, le mieux possible.

Le saviez-vous ?

Que penser de la valisette d'échantillons de produits remise à la maternité ?

Lors de l'inscription à la maternité, outre les documents administratifs et de santé, le personnel des hôpitaux et des cliniques remet en général une valisette de bienvenue aux futures mamans.

Comme vous, j'ai reçu ce kit où l'on retrouve quelques conseils sur la nutrition des petits, sur les premiers jours avec bébé, et quelques adresses pour réaliser les faire-part...

On y retrouve également de nombreux échantillons et des flyers vantant les qualités de nombreux produits pour bébés. C'est une vraie opération marketing auprès des futurs parents. En utilisant comme canal de diffusion les maternités, de manière assez subtile, on laisse entendre que ces produits sont « validés et recommandés » par les spécialistes des bébés. En réalité, il n'en est rien. Ce n'est, ni plus ni moins, que de la publicité. Restez donc vigilants !

LES INDISPENSABLES DE LA MÉDECINE DOUCE À AVOIR EN PHARMACIE

Les premières années de la vie de bébé ne sont pas de tout repos. Pour soulager les petits bobos quotidiens de nos enfants, voici quelques indispensables à avoir dans la trousse de pharmacie de la famille. Bien entendu, si les symptômes persistent plus de trois jours ou s'aggravent, il faut consulter un médecin au plus vite. L'homéopathie permet de soigner la plupart des petits désagréments de nos enfants. De plus, ils ne rechigneront pas à prendre des petits granules sucrés.

L'idéal est d'avoir un pédiatre ou un médecin de famille homéopathe. Il pourra procéder à un bilan homéopathique, en fonction du terrain de votre enfant, et vous prescrire, si besoin, un traitement de fond. Ces traitements de fond sont très efficaces, en première approche ou en complément de la médecine allopathique. C'est particulièrement vrai pour les maladies chroniques, telles que l'eczéma, l'asthme, ou pour les maladies infantiles.

Pour ceux qui n'ont pas la chance de trouver un médecin homéopathe, je vous recommande l'ouvrage *Soigner son enfant avec les médecines naturelles*, d'Anne Boineau et Anne de Rozières, aux éditions Ideo.

Le saviez-vous ?

Les granules d'homéopathie sont à laisser fondre sous la langue. Ils doivent être pris directement dans la bouche, sans contact avec les mains, et en dehors des repas. Dans l'heure qui suit la prise de granules, éviter l'absorption de menthe ou de produits à base de menthe. Pour les petits, avant 6-8 mois, faire fondre les granules dans un peu d'eau (armez-vous de patience, car cela peut être long) ou demander à votre pharmacien une préparation en trituration, plus facile à dissoudre.

Les indispensables de l'homéopathie à avoir dans son armoire à pharmacie :

. ACONITUM 9 CH

En cas de fièvre, après un coup de froid ou une insolation, prendre 5 granules puis renouveler toutes les heures.

. APIS 15 CH

En cas de piqure d'insecte, d'urticaire, 5 granules tout de suite, à renouveler toutes les 10 minutes. Vous pourrez espacer si vous constatez une amélioration.

. ARNICA 9 CH

5 granules dès que possible, après un coup, un choc et à l'apparition de petits hématomes. Efficace également pour les traumatismes musculaires. À répéter toutes les heures, jusqu'à amélioration. C'est LE tube d'homéopathie à avoir dans son sac, lors de sorties au parc ou au jardin d'enfants.

. ARSENICUM ALBUM 9 CH

En cas d'angoisses nocturnes ou de gastro-entérite aiguë. Prendre 5 granules vers 18 h, pour les angoisses nocturnes. En cas de gastro-entérites, prendre 5 granules dès les premiers symptômes, à renouveler toutes les heures.

. BELLADONNA 9 CH

En cas de fièvre, de brûlure superficielle du premier degré, de coup de soleil, prendre 3 à 5 granules, à renouveler, si besoin.

. CHAMOMILLA 15 CH

Lors des poussées dentaires, si bébé est grognon, lui donner 3 à 5 granules, 3 fois par jour. Testé et approuvé ! Cela a vraiment calmé les douleurs de ma fille, lors de ses poussées dentaires .

. CHINA RUBRA 9 CH

En cas de fatigue, après un épisode infectieux, 5 granules à prendre 3 fois par jour pendant une semaine.

. COCCULUS

En cas de mal des transports, 3 granules à prendre dès les premiers symptômes et à renouveler, si besoin.

. DROSERA 15 CH

En cas de quintes de toux nocturne, dues à un rhume ou à une bronchite. 1 dose au coucher, pendant 3 jours.

. IGNATIA AMARA 9 CH

En cas d'excitation nerveuse, de stress ou de forte émotion après un évènement négatif, prendre 3 granules tout de suite, à renouveler, si besoin, particulièrement avant le coucher. Ces granules font des miracles sur bébé, papa et maman le jour de la rentrée en crèche ou chez l'assistante maternelle. La famille sera beaucoup plus détendue.

. IPECA 7 OU 9 CH

En cas de toux spasmodique et grasse, dans le cadre d'une bronchite ou d'une bronchiolite. Cela facilite l'expectoration. Ipeca peut être utilisé dès les premiers symptômes de la crise d'asthme (Ipeca 7 CH), en complément bien sûr de l'inhalateur Ventoline ®. 3 granules à renouveler toutes les heures, si nécessaire.

. NUX VOMICA 7 OU 9 CH

Pour soulager les coliques du nourrisson, l'indigestion, les nausées, la constipation ou le mal des transports. 5 granules à prendre dès les symptômes, à renouveler, si nécessaire (avant chaque tétée, chez le nourrisson).

. POUMON HISTAMINE 15 CH

En cas d'allergie, prendre 5 granules, 2 fois par jour.

RHUS TOXICODENDRON 9 CH

Pour soulager les courbatures après le sport, 5 granules chaque soir pendant 10 jours.

. STRAMONIUM 9CH

En cas de peur du noir, cauchemars ou terreurs nocturnes : 5 granules au coucher pendant une semaine.

L'homéopathie peut vraiment aider à régler des petits soucis de la vie quotidienne, pas forcément très graves, mais néanmoins embêtants.

Depuis que ma fille a commencé à dormir des nuits complètes, elle a toujours plutôt bien dormi. Nous la couchons à heure régulière, après un petit rituel qui consiste à lui lire une ou deux histoires (même si elle en réclame toujours deux de plus...), à lui faire un massage ou à méditer quelques minutes avec elle. Ensuite, nous pouvons profiter de notre soirée.

Mais à une certaine période, nos habitudes de famille bien rodées ont été mises à mal. Nous avions eu le sentiment d'avoir à nouveau un nourrisson à la maison. Notre fille avait de plus en plus de mal à s'endormir, car elle disait avoir peur du noir. Et l'ajout d'une veilleuse supplémentaire n'y changeait, hélas, rien ! Elle se réveillait en plein milieu de la nuit, en pleurs, à cause de cauchemars. Nos nuits étaient hachées et la fatigue s'accumulait, sans espoir d'amélioration. Nous avions beau multiplier les activités pour la détendre avant le coucher, lui dire que les ombres n'étaient pas des monstres et que les cauchemars sont « pour de faux », cela ne changeait rien.

C'est alors qu'on a essayé l'homéopathie, sans grande conviction, mais nous étions prêts à tout pour retrouver nos nuits de sommeil.

Nous lui avons donné, alors, tous les soirs, vers 18 h, 5 granules d'Arsenicum Album 9 CH, puis 5 granules de Stramonium 9 CH, au coucher. Au bout de 15 jours, nous avons noté que le moment du coucher se passait plus sereinement et qu'on ne se levait plus qu'une fois par nuit. La troisième semaine, tout était rentré dans l'ordre. Elle avait toujours peur du noir, mais la veilleuse suffisait enfin. Et surtout, les terreurs nocturnes avaient disparu. Ouf, car je ne sais pas si on aurait pu tenir quelques semaines de plus !

Outre l'homéopathie, voici d'autres produits utiles à avoir sous la main :

. PARACÉTAMOL, EN CAS DE FIÈVRE.

. LINIMENT POUR LE CHANGE DE BÉBÉ
OU EN CAS D'ÉRYTHÈME FESSIER

(voir le chapitre consacré à la toilette de bébé).

. SOLUTÉ DE RÉHYDRATATION

Cette solution à dissoudre dans de l'eau est indispensable pour éviter la déshydratation des enfants, en cas de gastro-entérite. Vous en trouverez dans toutes les pharmacies de France et de Navarre. Lorsque nous voyageons, nous en emportons toujours dans nos valises, car le principal risque en cas de diarrhées ou de vomissements aigus est la déshydratation.

. THYM

Nous utilisons beaucoup le thym, en période hivernale. Lorsque notre fille est enrhumée et qu'une mauvaise toux la gêne pendant la nuit, nous plaçons dans sa chambre un grand bol d'eau chaude contenant des feuilles de thym. Cela soulage ses voies respiratoires. Pendant la journée, nous lui proposons des infusions de thym, sucrées au miel (acacia, lavande, fleur d'oranger...)

. LA GELÉE ROYALE

La gelée royale peut être donnée aux enfants en cure de 10 à 20 jours, après un épisode infectieux ou à l'automne, pour préparer l'organisme à se défendre contre les virus de l'hiver.

UN CORPS SAIN POUR UN DÉVELOPPEMENT SEREIN

In utéro ou au moment de l'accouchement, et surtout après un accouchement difficile (avec par exemple une extraction aux forceps ou ventouses), bébé a pu adopter une mauvaise position. Cette mauvaise posture peut être à l'origine de troubles chez le nourrisson (torticolis congénitaux, tête plate...) provoquant irritabilité, coliques, pleurs, troubles digestifs, problèmes de sommeil... Ces troubles, s'ils ne sont pas soignés à temps, peuvent évoluer en de vraies pathologies.

Consulter un ostéopathe spécialiste des nourrissons dans les 3 à 4 semaines après la naissance peut être un moyen rapide et efficace pour soulager votre bébé et lui permettre de se développer plus sereinement. Généralement 2 ou 3 séances suffisent.

Quelques jours après la naissance de notre fille, nous avons constaté qu'elle avait toujours la tête tournée du côté droit et qu'elle peinait à regarder du côté gauche. Au début, nous ne nous sommes pas trop inquiétés, pensant que c'était normal. Mais au bout d'une semaine, ne voyant pas d'amélioration, nous avons décidé de consulter un ostéopathe, spécialiste des nourrissons. Nous avions raison, car elle souffrait d'un torticolis, probablement dû à sa position in utéro ou provoqué lors de l'accouchement. Certes, elle pleurait, mais pour nous c'était normal. Après tout, quel bébé ne pleure pas ?

En sortant de la séance d'ostéopathie, elle a beaucoup dormi. Elle semblait épuisée. Au réveil, elle avait retrouvé toute la mobilité de sa tête et pouvait enfin commencer son exploration du monde sans craindre une éventuelle douleur.

Nous y sommes retournés une semaine et demie plus tard, pour effectuer un contrôle. Son torticolis était déjà bien loin.

Les actes d'ostéopathie pratiqués sur le nourrisson et l'enfant étant différents de ceux pratiqués sur l'adulte, renseignez-vous au préalable pour savoir si votre praticien manipule les bébés. À défaut, n'hésitez pas à demander des conseils à votre médecin traitant, à votre sage-femme ou encore à la maternité.

Le saviez-vous ?

Les séances d'ostéopathie ne sont pas prises en charge par l'assurance maladie. Toutefois, de nombreuses mutuelles accordent un forfait pour les actes d'ostéopathie. Alors, n'hésitez pas à vous renseigner auprès de votre mutuelle.

Vous pouvez également masser régulièrement votre bébé avec de l'huile de massage pour bébé, de préférence bio. Les bébés adorent être massés, car leur sens du toucher est particulièrement développé. Cette activité les apaise, les éveille, crée un lien d'attachement fort, surtout s'il est pratiqué par les parents. De plus, le massage soulage les petits troubles digestifs (colique, constipation...). N'hésitez pas à vous renseigner auprès de votre pédiatre ou de votre sage-femme qui vous montrera quelques gestes simples.

Comme l'écharpe de portage, le massage de mon bébé m'a aidée à entrer dans mon nouveau rôle de maman. Tous les jours, je choisissais un moment où ma fille était particulièrement calme pour lui faire un massage. Je lui massais les pieds, les jambes, les bras, le ventre, le dos, en exerçant une pression très légère. Certains gestes étaient parfois enveloppants pour qu'elle prenne conscience de son corps. J'avais sollicité ma sage-femme pour qu'elle m'enseigne des gestes de massage adaptés à mon bébé.

C'est dans ces moments de massage que j'ai commencé à lui chanter, très naturellement, des comptines de mon enfance. Elle était très calme, comme concentrée sur chaque mouvement que je pratiquais. Ma fille adorait ces moments et elle me l'a bien signifié, car c'est pendant une séance de massage qu'elle m'a souri pour la première fois.

Aujourd'hui encore, elle adore les massages, en particulier les massages des pieds. C'est devenu un vrai moment de détente dans son rituel du coucher.

Comment aider votre enfant à appréhender son corps jour après jour ? En grandissant, la plupart des enfants ont besoin de se dépenser physiquement. Cela leur permet de libérer leur énergie, de développer leur motricité, d'intégrer les règles de la vie en société et de gagner confiance en eux. Voyez comme ils sont ravis et motivés pour aller au parc, à la piscine, pour faire du vélo, de la trottinette. En général, après une bonne séance de dépense d'énergie, ils sont plus calmes et dorment mieux. Alors, n'hésitez pas à les faire se dépenser au quotidien. Encore trop d'enfants ont une vie sédentaire, en raison du temps passé devant la télévision, dans les voitures ou dans les poussettes.

Une petite anecdote pour vous montrer que les freins sont souvent dans nos têtes de parents.

Ma fille est inscrite dans une école maternelle Montessori située dans la ville voisine (il n'y avait malheureusement pas d'école de la pédagogie Montessori dans mon quartier). La première année, mon mari et moi l'avons accompagnée exclusivement en voiture. Pour nous, le meilleur mode de transport possible. Les principaux arguments étaient les suivants : gain de temps offert par la voiture, notre fille est trop petite pour marcher autant, les transports en commun ne sont pas appropriés, la météo n'est pas clémente...

Ma conscience écolo me disait bien que tous ces déplacements en voiture n'étaient guère bons pour l'environnement, mais ma conscience de maman me rétorquait que je serais une mère indigne de procéder autrement. D'autant plus que ma fille devait déjà se lever tôt pour se rendre dans la ville d'à côté. Au moins, si elle était fatiguée, elle pouvait se reposer dans la voiture.

Mais ne voilà-t-il pas qu'une petite information allait remettre en question toute notre organisation. Au cours d'une émission consacrée à la randonnée, j'apprends que les enfants étaient tout à fait capables de marcher l'équivalent d'un kilomètre par jour et par année d'âge. Autrement dit, ma fille de 4 ans serait capable physiquement de marcher l'équivalent de 4 km par jour !!! Je fus littéralement sidérée. Dès lors, cette nouvelle information ne me quitta plus et fit son petit bonhomme de chemin. J'ai commencé à voir tout d'un coup les inconvénients de la voiture. Par exemple, nous avions tendance à être en retard, car on se dit inconsciemment que l'on pourra toujours récupérer du temps en roulant plus vite (ce qui est les trois quarts du temps archifaux). En cas d'embouteillage, on peut en effet très vite devenir hystérique au volant. Le choix du programme radio est aussi une source de conflits, car tout le monde veut écouter son CD préféré ou son émission culte pendant le trajet.

J'ai cogité sur cette problématique tout l'été, avant la nouvelle rentrée scolaire. Pourtant, la solution était simple : prendre les transports en commun avec notre fille. C'est maintenant une évidence, mais que de chemin parcouru dans ma tête pour arriver à cette conclusion simple, écologique et peu chère.

Depuis la rentrée, nous allons à pied jusqu'à la gare de notre ville, puis nous prenons le train et descendons à la gare suivante. L'école est ensuite située à quelques pâtés de maisons. Quand le temps est mauvais, nous nous équipons en conséquence et prenons le bus au lieu de marcher. Je ne vais pas vous mentir, il nous a fallu une petite période d'adaptation pour bien se synchroniser avec les trains et les bus ; mais nous avons tenu bon.

Aujourd'hui, je suis ravie de cet effort initial, car, étrangement, ma fille est moins fatiguée en arrivant à l'école. Elle ne réclame plus dix mille bisous et câlins au portail de l'école, car elle a eu le temps de partager le temps du trajet avec nous. Je suis plus à son écoute, car je n'ai pas la route à surveiller. On chante, on rit, on invente des histoires, on discute pendant le trajet. C'est fou le nombre de secrets racontés pendant ce temps-là. Je trouve ma fille plus sereine et elle a le sentiment de faire comme une grande, puisqu'elle aussi prend le train pour aller au « travail ».

L'ESSENTIEL EN QUELQUES MOTS...

- Accueillez et acceptez le flot d'émotions et de questionnements généré par la grossesse.
- Entourez-vous de personnes bienveillantes et n'hésitez pas à faire part de vos angoisses de futurs parents ou de jeunes parents à ces personnes ou à des professionnels.
- Prenez le temps de vous préparer à la parentalité et d'élaborer votre projet de naissance.
- Profitez de la grossesse pour vous initier au yoga et à la méditation.
- Utilisez la médecine douce pour soulager les maux de la grossesse, les petits bobos des nourrissons et des jeunes enfants.
- Privilégiez une alimentation saine et équilibrée pendant la grossesse : manger mieux, mais pas deux fois plus.
- Utilisez des produits de beauté à base de produits naturels certifiés bio ou optez pour le « fait maison ».
- Ne vous exposez pas aux polluants pendant la grossesse, en particulier en préparant la chambre de votre futur bébé.
- N'achetez pas tout : quelques indispensables en puériculture suffisent amplement.
- Pensez à l'achat d'occasion pour les vêtements, le matériel de puériculture ou les jouets : ils sont souvent en très bon état et coûtent beaucoup moins cher que leurs équivalents neufs.
- Choisissez une layette simple, saine et de qualité, de préférence en coton bio.
- Privilégiez des produits bio et simples pour la toilette de vos petits ; en réalité, quelques produits de base suffisent.
- Préférez des couches lavables ou des couches écologiques plus saines pour les fesses de nos petits et à l'impact écologique plus faible.

CHAPITRE 2

Élever ses enfants en toute sérénité

L'enfant est pour l'humanité
à la fois un espoir et une promesse.
En prenant soin de cet embryon
comme de notre trésor
le plus précieux,
nous travaillerons à faire
grandir l'humanité !

Maria Montessori, médecin et pédagogue italienne

LA CHAMBRE D'ENFANT : UN ENVIRONNEMENT SAIN ET SIMPLIFIÉ

La chambre de nos enfants doit faire l'objet d'une attention toute particulière. Nos enfants y passent de nombreuses heures à dormir, jouer, lire, dessiner, rêver, s'inventer des histoires. C'est un espace qui leur est totalement dédié et pour cela, il est nécessaire que le mobilier soit adapté à leur taille, que ce soit un espace accueillant, à la fois propice au jeu et au sommeil. Ne cherchons pas à leur créer un univers à l'image des photos de magazines de décoration. Suivons nos envies et posons-nous la question de l'intérêt de tel ou tel objet et de son accessibilité pour l'enfant.

Lorsque nous avons aménagé la chambre de notre fille, nous avons fait les choix suivants :

UNE DÉCORATION PLUTÔT SOBRE

J'adore tout ce qui touche à la décoration d'intérieur. Je peux passer des heures à flâner dans les boutiques de décoration (alors que déambuler dans des boutiques de mode m'ennuie terriblement). Je lis de nombreux magazines sur ce sujet et je ne rate jamais mon émission de décoration préférée, le vendredi soir. Mais il faut avouer que les modes en matière de décoration passent très vite.

Alors, afin de ne pas alourdir périodiquement le budget familial, nous avons opté pour une décoration simple et sobre dans la chambre de notre fille. Sa chambre est peinte en blanc, avec des reflets légèrement rosés. Nous avons choisi une peinture écologique pour que les émissions de COV soient les plus faibles possible. Le mobilier est également peint en blanc. Suivant la luminosité, sa chambre peut sembler blanche, légèrement rose ou plutôt parme. Cette teinte de peinture est très agréable, car on a continuellement l'impression d'être dans un nouvel espace.

Pour rendre sa chambre plus chaleureuse, nous avons personnalisé son espace avec des accessoires colorés (des coussins de couleurs différentes, un pouf géant multicolore, des tableaux, des photos, un mobile, et des paniers de rangement...).

Le saviez-vous ?

Les COV

Les Composés Organiques Volatils (COV), est un terme générique utilisé pour désigner une multitude de substances qui relâchent des gaz. Ce sont souvent des solvants organiques, comme le benzène, le toluène, l'éthanol, l'acétone. Les COV sont présents dans les peintures, les produits ménagers, les produits dégraissants, les dissolvants, les matériaux de construction ou d'ameublement. En général, tout ce qui sent fort ou qui a l'odeur si caractéristique du neuf en contient !

Les COV sont à éviter, car ils ont un impact négatif sur la santé, générant des maladies respiratoires (toux, gêne respiratoire...) ou même des cancers. La concentration en COV étant plus forte à l'intérieur qu'à l'extérieur, il est indispensable d'ouvrir les fenêtres 10 à 15 minutes tous les jours (même en hiver), pour améliorer la qualité de l'air respiré à l'intérieur des logements.

● UN NOMBRE LIMITÉ DE MEUBLES

La chambre de notre fille comporte peu de meubles. D'une part, nous ne disposons pas d'un très grand espace et d'autre part, nous ne voulions pas surcharger sa chambre avec des meubles inutiles ou non adaptés à sa taille d'enfant. Nous souhaitions qu'elle puisse avoir suffisamment d'espace pour jouer, rêver, s'amuser...

Pour une chambre de bébé, il me semble que le minimum en matière de mobilier est :

. UN LIT

Le lit évolutif me semble un bon investissement. Exit le berceau qu'on est contraint de changer au bout d'un an, à peine. Le lit évolutif est en général plus cher, mais présente l'avantage de pouvoir s'adapter à mesure que notre chérubin grandit. Il existe de nombreux modèles sur le marché. Soyez vigilants quant à la matière et à la peinture utilisées. Préférez ceux en bois massif aux meubles en fibres de particules qui ont tendance à émettre des COV pendant de nombreuses années. La peinture ne doit pas contenir de produits toxiques ni de métaux lourds. N'oubliez pas que nos enfants passent beaucoup de temps à dormir, les premières années.

Une autre alternative serait d'utiliser un petit futon en coton biologique, à même le sol. Cela présente l'avantage de pouvoir changer bébé directement sur le futon et de limiter les chutes quand, un peu plus grand, il tentera de sortir de son lit.

Mon astuce perso

Les premiers mois, bébé peut sembler perdu dans son grand lit. Dans ce cas, vous pouvez le coucher dans la largeur du lit.

Si vous disposez d'une nacelle, vous pouvez aussi l'utiliser pour faire dormir bébé, les premiers mois. Nous avons procédé ainsi avec notre fille. Elle pouvait ainsi dormir tranquillement le soir, dans notre chambre, ou faire la sieste dans le salon. La nacelle nous a également servi de lit d'appoint, les premiers temps, lorsque nous sortions dîner chez des amis ou que nous étions en voyage. Il n'a donc pas été nécessaire d'acheter un lit parapluie.

Point de vigilance : Pour des raisons de sécurité, on ne le répétera jamais assez, bébé doit être couché sur le dos, avec une gigoteuse. N'utilisez pas de couette, même de taille bébé ou enfant. Le risque d'étouffement est beaucoup trop grand.

Ce qu'on peut aussi installer dans la chambre de bébé :

. UN MOBILE, UTILE AFIN DE STIMULER SON SENS VISUEL

Il en existe de très jolis, en bois. Si vous êtes créatifs, n'hésitez pas à en confectionner un ou plusieurs, en papier, par exemple.

. UNE COMMODE, UNE ARMOIRE, UNE PENDERIE OU TOUT AUTRE MEUBLE DE RANGEMENT

Nous avons installé une commode dans la chambre de notre fille. Ce meuble nous servait à la fois pour le rangement, et pour le change. Nous y avions en effet posé dessus un matelas à langer.

. DES PANIERS POUR RANGER LES DIFFÉRENTS JOUETS, LIVRES, DOUDOUS...

Vous pourrez par exemple coller une photo de ce qui est à mettre dans le panier. Cela aidera votre enfant à ranger plus facilement ses jouets.

. UN POUF OU UN FAUTEUIL CONFORTABLE

Un grand pouf est installé dans la chambre de notre fille. Ce pouf a très vite été le lieu propice aux câlins et aux histoires. Au début, il me servait à allaiter ou à apaiser mon bébé, avant le coucher. C'est aussi sur ce pouf que nous avons commencé à lui lire ses premières histoires du soir et, aujourd'hui encore, ce rituel perdure.

En grandissant, vous pouvez ajouter une table et une chaise ou un tabouret, pour qu'il dessine, peigne, écrive... Assurez-vous que ce mobilier est bien adapté à la taille de votre enfant et qu'il n'est pas trop lourd pour que l'enfant puisse le déplacer aisément.

UN MOBILIER SAIN ET DE QUALITÉ

(sans peintures au solvant, fabriqué à partir de bois FSC, ou autres labels reconnus). Si vous achetez neuf, soyez curieux de la provenance des matériaux et des techniques de fabrication. Il vaut mieux poser trop de questions qu'aucune ! Sinon, vous pouvez choisir des meubles d'occasion. Dans ce cas, soyez vigilants sur les éventuels risques d'accidents liés au détachement de petites pièces pouvant être ingérées et à l'espacement des barreaux du lit. Assurez-vous que la tête de bébé ne peut pas s'y glisser.

Mon astuce perso

Je vous conseille de préparer la chambre de bébé au début du troisième trimestre, surtout s'il y a des travaux de peinture à effectuer ou des meubles neufs à monter. Aérez une dizaine de minutes tous les jours, pour chasser tous les COV relâchés par les peintures et les meubles neufs. Attention, la future maman participe aux choix, conseille, MAIS n'exécute surtout pas les travaux. Le fœtus est, en effet, très sensible aux différents solvants et COV contenus dans les peintures et autres colles et laques. De plus, cela permet de limiter les risques de blessures, chutes, allergies durant la grossesse.

Si vous pouvez, durant les travaux accordez-vous quelques jours de vacances chez la famille ou les amis. Idéalement, évitez d'utiliser des peintures synthétiques et, surtout, tenez-vous loin de la peinture fraîche pendant au moins une semaine, car les émissions de COV y sont particulièrement importantes durant cette période. C'est la fameuse odeur forte de peinture, si caractéristique !

Privilégiez les meubles en bois massif et les tissus non teintés ou certifiés Oeko-Tex.

Quant au ménage dans la chambre de bébé (et dans toute la maison, d'ailleurs), optez pour des produits naturels qui ont fait leurs preuves et qui étaient déjà utilisés par nos grands-mères (cf. chapitre Prendre soin de son intérieur).

Le saviez-vous ?

Le bois FSC ou Forest Stewardship Council

Les meubles en bois certifiés FSC sont issus de forêts gérées de manière responsable et durable.

FSC est une ONG qui a été créée en 1994, suite à la conférence de Rio de Janeiro de 1992, devant le constat alarmant de la déforestation au niveau mondial.

La certification FSC a pour objectif d'éviter la déforestation massive, en mettant en œuvre une gestion responsable des forêts sur le plan environnemental, économique et social. Elle garantit la protection de la biodiversité, des cours d'eau et des sols. L'exploitation de la forêt doit être socialement bénéfique aux populations locales et aux peuples autochtones, sur le long terme. Les travailleurs sont traités avec respect.

● DES JOUETS ET DES DOUDOUS

J'ai consacré un peu plus loin un chapitre sur ce sujet, tant il y a de choses à dire. (Cf. le chapitre Des jouets et des activités pour le développement des enfants oui, mais…)

● RENDRE LES JOUETS, LES LIVRES ET LES AUTRES OBJETS ACCESSIBLES À LEURS PETITES MAINS

Au fur et à mesure que l'enfant grandit, il apprend à s'approprier son espace et à en prendre soin. Voici comment nous avons procédé pour que notre fille appréhende progressivement son espace au quotidien.

Les livres ou les jouets sont, par exemple, rangés dans des paniers ou sur des étagères basses. Nous avons fait en sorte que la penderie où ses vêtements sont suspendus soit à sa hauteur. Petit à petit, nous l'invitions à choisir elle-même sa tenue pour le lendemain. Et au fur et à mesure qu'elle grandissait, nous remontions la tringle de la penderie.

Nous lui avons mis à disposition un marchepied (un petit tabouret stable fera aussi l'affaire) pour qu'elle atteigne des éléments plus hauts, en toute sécurité. Très tôt, nous lui avons enseigné les règles de sécurité pour limiter les risques d'accidents domestiques et nous étions fermes avec elle à chaque fois qu'elle ne les respectait pas.

Comme la chambre de notre enfant est avant tout son espace, nous avons fait attention à ce que le maximum de choses soit adapté à son âge et à sa taille. C'est important, car c'est ainsi que les enfants deviennent autonomes et gagnent en confiance, en exerçant leurs gestes dans leur environnement quotidien.

À chaque fois que l'occasion se présente, nous montrons à notre fille comment faire les choses. Les enfants sont capables de faire, très tôt, la plupart des activités de la vie quotidienne (ranger leurs jouets, leurs livres, choisir leur tenue, trier le linge...), pourvu que l'on prenne le temps de le leur enseigner et qu'on leur mette à disposition du matériel sécurisé et adapté à leur taille. Comme aimait à le dire Maria Montessori, « Aide-moi à faire seul. »

● MONTRER L'INTÉRÊT D'UN ESPACE PROPRE ET BIEN RANGÉ

Les enfants s'épanouissent dans des environnements propres et ordonnés. Ils y sont particulièrement attachés durant la période sensible de l'ordre observée par Maria Montessori (cf. la partie Zoom sur la pédagogie Montessori). Cette sensibilité est particulièrement accrue de la naissance à 4 ans environ. Alors, profitons-en pour leur montrer l'importance de prendre soin de leurs affaires, d'apprendre à ranger après avoir utilisé quelque chose, de nettoyer quand ils ont renversé de l'eau, par exemple.

Ma fille dispose dans sa chambre d'un panier pour ranger son linge sale. Dès qu'elle a appris à se déshabiller, nous lui avons montré comment s'en servir. Les jours de lessive, elle est particulièrement fière de m'aider à le transporter pour charger le lave-linge. Petite exception pour son doudou qui, bien sûr, n'a jamais besoin d'être lavé. Quand le doudou est vraiment trop sale, mais que toute négociation est vouée à l'échec, je lui propose de lui donner un bain elle-même. Je lui fournis une petite bassine avec de l'eau et du savon. Je lui montre comment le laver puis l'essorer et le mettre à sécher. Elle est ravie de s'amuser avec son doudou. Et moi, j'ai atteint l'objectif de laver ce qui ne ressemblait déjà plus à un doudou.

Pour les jouets comportant de petites pièces, elle les range dans des paniers ou dans des sacs en toile.

En cas d'incident (liquide renversé, miettes sur le sol...), notre fille peut prendre l'éponge, le petit balai et la pelle qui lui sont réservés. Elle a été ravie d'apprendre à s'en servir. Ainsi, elle fait pour de vrai, comme papa et maman.

Vous pouvez apprendre à vos enfants à cirer leurs chaussures avec de la cire végétale, nettoyer une vitre avec un chiffon et de l'eau, nettoyer une table avec une éponge...

Soyez patients lors de ces phases d'apprentissage et n'exigez pas que cela soit parfait, pour ne pas les décourager. Il leur faudra un peu de temps pour maîtriser les gestes. Leur motricité et la coordination de leurs mouvements sont en plein développement. Mais cela vaut vraiment le coup, car ils deviennent plus autonomes. Et ce sera du temps gagné pour nous, parents, par la suite.

● RÉSERVER UN ESPACE DE CRÉATIVITÉ DANS LEUR CHAMBRE, OU AILLEURS DANS LA MAISON

Vous pouvez, par exemple, y placer des crayons de couleur, des feutres, du papier, de la colle, de la peinture ou pourquoi pas un chevalet... Les enfants ont très souvent besoin d'exprimer ce qu'ils ressentent ou se représenter par le dessin.

Quand ma fille est trop énervée et ne trouve pas le sommeil ou quand on la sent préoccupée, nous avons recours au dessin. Nous lui proposons de dessiner, dans un premier temps, ce qu'elle a particulièrement aimé dans la journée et ce qui lui a créé du chagrin. Quand elle a fini, nous lui demandons de commenter, sans juger et sans trop intervenir si ce n'est reformuler. C'est avant tout un moment d'écoute.

Dans un second temps, nous lui proposons de représenter sa journée du lendemain. En général, cela suffit pour lui faire retrouver de la sérénité pour s'endormir. Vous apprenez dans le même temps beaucoup sur ce que ressent votre enfant et comment il se représente le monde. Une chose, a priori anodine pour vous peut avoir beaucoup d'importance pour lui. Il sait également qu'il peut compter sur votre écoute et votre disponibilité, si besoin.

PROTÉGER ET ÉDUQUER NOS ENFANTS

Éduquer un enfant est la chose la plus belle, mais aussi la plus difficile à faire. Dans une même journée, on peut passer par toutes sortes de sentiments : la joie, la colère, la tristesse, la culpabilité... Les enfants vivent dans l'instant présent et ne sont pas forcément reconnaissants de tous nos efforts de parents. Une belle colère de nos petits peut, en un instant, nous faire oublier les nombreux moments de complicité et de bonheurs partagés jusqu'alors.

L'éducation est une affaire personnelle, fortement imprégnée de sa propre histoire et des valeurs que l'on cherche à enseigner à ses enfants.

Il existe des milliers de livres sur le sujet, et chacun adoptera son style en fonction de ce qu'il juge important. Dans les périodes difficiles, je garde toujours à l'esprit que l'éducation se fait sur le long terme et que la courbe d'apprentissage n'est pas linéaire. Cela m'aide à tenir le cap, car parfois, il y a des régressions avant une acquisition définitive. Il faut parfois répéter encore et encore pour que nos petits s'approprient les règles. Chaque pas franchi est une grande victoire, pour nous et pour eux.

Pour rester sereine au quotidien, je garde en tête les principes fondamentaux suivants :

. AVOIR UNE ÉDUCATION BIENVEILLANTE VIS-À-VIS DE MON ENFANT : PAS D'HUMILIATION PHYSIQUE OU VERBALE

. NE PAS DONNER DE COUPS, DE CLAQUES ET AUTRES FESSÉES

A part défouler les parents, cela ne présente pas d'intérêt pour l'enfant.

. DÉFINIR UN CADRE DANS LEQUEL L'ENFANT POURRA ÉVOLUER SANS CRAINTE

Ce cadre est évolutif en fonction de l'âge et de l'autonomie de l'enfant. J'essaye, dans la mesure du possible, d'insister davantage sur ce qui est permis plutôt que de mettre l'accent sur les interdits. J'ai constaté que notre fille acceptait plus facilement les règles quand on lui montrait le champ de liberté et d'exploration dont elle disposait. Bien entendu, les règles relatives à la sécurité sont non négociables (être attaché dans la poussette, en voiture, ne pas mettre de doigts dans les prises électriques...)

. PAPA ET MAMAN PARLENT D'UNE MÊME VOIX

(je sais, ce n'est pas toujours facile au quotidien !). Nos chérubins ont un sixième sens pour détecter quand les parents ne sont pas d'accord. Et s'ils sentent qu'il y a une brèche, ils ont vite fait d'en user pour obtenir ce qu'ils veulent.

. L'ÉCHANGE, LE RESPECT ET LA DISCUSSION SONT AU CŒUR DES RAPPORTS ENTRE LES MEMBRES DE LA FAMILLE

. ACCEPTER LA TRANSGRESSION

Cela fait partie de l'évolution de nos enfants. Apprenons-leur à réparer leurs bêtises, car c'est aussi un excellent moyen d'apprendre et de grandir. Je crois que le plus dur, en tant que parent, c'est de garder son calme et de ne pas hurler à la vue du canapé bariolé au feutre ou de l'inondation dans la salle de bain après le bain.

. OBSERVER RÉGULIÈREMENT SES ENFANTS POUR SAVOIR RECONNAÎTRE LEUR BESOIN D'AUTONOMIE

C'est le signal pour faire évoluer le cadre préétabli, en leur confiant de nouvelles responsabilités, par exemple. Les enfants gagneront d'autant plus en confiance qu'ils réussiront, petit à petit, de nombreuses tâches de la vie quotidienne, les concernant directement.

. DANS LA MESURE DU POSSIBLE, NE PAS CRIER ET RESTER COHÉRENT DANS NOS ACTES

Je sais que ce n'est pas toujours facile devant une énième bêtise de nos petits, mais nos petits nous observent aussi et prennent beaucoup exemple sur nous.

. NE PAS CULPABILISER ET NE PAS SE METTRE DE PRESSION INUTILE. AUCUN PARENT N'EST PARFAIT

Suivant nos histoires personnelles, certains points de cette liste seront plus ou moins faciles à mettre en œuvre. Quoi qu'il en soit, ne soyons pas trop durs avec nous même, car comme nos enfants, nous apprenons aussi de nos erreurs.

Pour ma part, quand il m'arrive de me laisser déborder par une situation ou quand je commence à manquer de patience, je cherche à me calmer en sortant de la pièce. La pression redescend alors et cela m'évite de dire des mots que je regretterais aussitôt.

Si malheureusement pendant la « crise » mes paroles m'ont échappé et ont manqué de bienveillance, je m'excuse auprès de mon enfant (car demander pardon fait aussi partie de l'éducation). Si mon émotion a découlé du comportement de mon enfant, une fois le calme revenu, je discute avec lui pour voir comment, ensemble, on peut trouver une solution qui évite que cela se reproduise. Je lui expose clairement ce qui me dérange et essaye de comprendre ce qu'il souhaite de son côté. Si ce n'est pas suffisant, et surtout si je constate que cette situation se reproduit, j'essaye d'identifier l'élément déclenchant la crise et je discute avec mon conjoint pour avoir un point de vue extérieur. J'en profite également pour lui demander comment il gère ce type de situation. À deux, on trouve très souvent des solutions, car nous voyons les choses sous des perspectives différentes.

J'ai également noté que les crises avaient souvent lieu lorsque mon enfant était fatiguée ou avait faim. Aussi, lorsque je sors avec ma fille, je veille à avoir dans mon sac une gourde d'eau et une petite boîte contenant un casse-croûte. Suivant la saison, je glisse dans cette boîte des bâtonnets de concombre, de carotte, des morceaux de pomme, une petite grappe de raisins, un reste de popcorn, un bout de pain avec un carré de chocolat, quelques noix de cajou. Quand ma fille a faim, ce petit encas tout prêt lui permet de patienter le temps de rentrer à la maison. Depuis que je procède ainsi, elle ne fait plus de crises à l'extérieur à cause de la faim et cela nous évite d'acheter n'importe quoi, dans l'urgence, juste pour que la crise s'arrête.

Le soir, je suis également attentive aux premiers signes de fatigue de ma petite, pour démarrer aussitôt le rituel du coucher. Cela évite bien des pleurs, pleurnicheries et autres crises.

Le saviez-vous ?

La fessée, qu'en dit la loi ?

La question de la fessée continue à faire débat en France. Pourtant, 49 pays européens et occidentaux ont déjà interdit la fessée.

Mars 2015 : la France a été épinglée par le Conseil de l'Europe, car le droit français « ne prévoit pas d'interdiction suffisamment claire, contraignante et précise des châtiments corporels envers les enfants ».

Février 2016 : le comité des droits de l'enfant de l'ONU avait également demandé à la France « d'interdire expressément les châtiments corporels dans tous les milieux, y compris au sein de la famille ».

22 décembre 2016 : plus de 300 députés votent le projet de loi Égalité et citoyenneté. Cette loi interdit les violences éducatives ordinaires (fessée, gifle...), en particulier « tout traitement cruel, dégradant ou humiliant, y compris tout recours aux violences corporelles ». Cette loi symbolique, sans vraiment de portée pénale, devait être lue aux futurs parents, notamment lors du mariage civil, pour promouvoir une éducation bienveillante.

26 janvier 2017 : le Conseil constitutionnel censure l'article 222 du projet de loi Égalité et citoyenneté, qui introduisait dans la définition de l'autorité parentale l'interdiction d'avoir recours aux violences corporelles envers les enfants. Le Conseil constitutionnel a estimé que cet article n'avait aucun rapport avec l'objet principal du projet de loi Égalité et citoyenneté. Autrement dit, l'article a été annulé uniquement pour des raisons de forme et non de fond.

ZOOM SUR LA PÉDAGOGIE MONTESSORI

Il existe de nombreuses méthodes pour aider nos enfants à acquérir des savoirs tels que le langage, la lecture ou encore l'écriture. Parmi ces différentes pédagogies, j'ai été séduite par la pédagogie Montessori. Cette méthode considère que l'enfant est un être unique et qu'il est le principal acteur de son apprentissage. Cette pédagogie est facilement utilisable au quotidien, car elle se base sur l'observation de l'enfant dans son environnement.

La méthode Montessori repose sur une pédagogie sensorielle et kinesthésique permettant à l'enfant de passer aisément de concepts concrets à des concepts abstraits. L'enfant expérimente et apprend en faisant appel à tous ses sens. Maria Montessori a développé différents matériels sensoriels permettant de répondre aux besoins de développement naturel de l'enfant, tout en respectant ses périodes sensibles. Chaque enfant se développe suivant son rythme d'apprentissage et suivant sa propre personnalité.

Les périodes sensibles sont des périodes particulières et limitées dans le temps où l'enfant est inconsciemment et irrésistiblement « absorbé » par un élément précis de son environnement. Durant cette période, l'enfant développe des potentiels particuliers qui lui permettent de se construire humainement et d'acquérir des savoirs avec une certaine aisance (la marche, le langage, l'écriture...). Si l'enfant ne trouve pas, dans son environnement, des éléments (ou des matériels) pour répondre à son besoin du moment, la sensibilité et la possibilité d'un apprentissage en profondeur s'étioleront progressivement. Par la suite, il sera toujours possible à l'enfant d'acquérir ces connaissances, mais cet apprentissage sera plus long et plus difficile.

Ce n'est donc pas l'âge de l'enfant qui détermine le bon moment pour un apprentissage, mais bien le moment où l'enfant est vraiment prêt à apprendre avec aisance. En fait, la pédagogie Montessori encourage vivement l'autonomie et l'initiative chez l'enfant, et cela dès le plus jeune âge. L'enfant gagne en confiance durant l'apprentissage, ce qui favorise son développement en tant que personne.

Plusieurs périodes sensibles pouvant apparaître en même temps, il est important d'observer l'enfant pour lui apporter les moyens de se développer au bon moment. Durant ces périodes sensibles, les enfants sont pleins de ressources et de motivations pour apprendre. Ils ne demandent qu'à découvrir leur environnement et à l'appréhender. À nous donc de les aider en leur proposant d'explorer le monde en toute sécurité.

Voici quelques périodes sensibles observées par Maria Montessori :

● LA PÉRIODE SENSIBLE DU LANGAGE, ENTRE 2 MOIS ET 6 ANS ENVIRON

Cette période est facile à identifier, car l'enfant est particulièrement attentif à ce qu'on lui dit et essaye d'émettre des sons, de dire quelques mots, puis progressivement des phrases.

Lorsque ma fille était dans cette période sensible, elle était particulièrement avide d'acquérir du vocabulaire. Elle désignait du doigt tout objet inconnu et nous demandait « Ça ?» pour que nous lui disions précisément ce dont il s'agissait. Si elle n'avait pas compris ou enregistré le mot, elle insistait pour que nous le lui répétions. Durant cette période, nous avons passé beaucoup de temps à lire des livres cartonnés, des imagiers, illustrés avec des objets de la vie quotidienne notamment. Nous avons veillé à lui dire les mots justes et à ne pas lui « parler bébé », sous prétexte qu'elle était petite. Nous reformulions beaucoup aussi ce qu'elle disait, pour lui montrer que nous comprenions et lui signifier que nous communiquions avec elle. De manière fulgurante, son vocabulaire s'est enrichi. Elle a été capable de réutiliser progressivement des mots entendus 15 jours auparavant, avec précision et dans le contexte approprié.

● LA PÉRIODE SENSIBLE DE LA COORDINATION DES MOUVEMENTS, DE 18 MOIS À 4 ANS ENVIRON

C'est la période où l'enfant cherche à se déplacer (ramper, marcher à quatre pattes, se tenir debout, courir...) et où il aime particulièrement utiliser ses mains. Je me souviens que pendant cette période, il n'était pas possible de passer devant un escalier sans que ma fille veuille le monter puis le descendre. Elle avait appris depuis peu à marcher et elle ressentait maintenant irrésistiblement le besoin de savoir monter et descendre un escalier. Je vous avoue que, parfois, cela ne nous arrangeait pas, car nous aurions préféré prendre les ascenseurs pour aller plus vite. Mais ayant identifié cette période sensible, nous avons fait preuve de patience et de compréhension face à cette nouvelle fascination pour les escaliers. Une fois qu'elle a maîtrisé cet apprentissage, elle s'est naturellement « défocalisée » des escaliers.

Cette période sensible est aussi la période idéale pour le développement de la motricité fine. Aussi, nous avons également enseigné à notre enfant comment boutonner et déboutonner ses vêtements, lacer ses chaussures, couper des fruits (pommes, bananes, fraises, pêches, melons, pastèques...) et des légumes (concombres, pommes de terre cuites...) avec un petit couteau, ou encore utiliser une paire de ciseaux adaptée aux enfants.

● LA PÉRIODE SENSIBLE DE L'ORDRE, DE 2 À 4 ANS ENVIRON

Pendant cette période sensible, l'enfant a besoin de routine. Il est important que chaque chose soit à sa place, car cela l'aide à s'orienter seul, à comprendre l'espace dans lequel il vit et à le sécuriser.

Ma fille a toujours été très sensible à son environnement. Mais lorsqu'elle a été au plus fort de sa période sensible de l'ordre, on avait l'impression qu'elle passait tout au radar. Par exemple, quand elle arrivait le matin chez son assistante maternelle, elle passait en revue toute la pièce et détectait immédiatement la télécommande ou tout autre objet mal rangé et elle allait les remettre à leur place. D'un coup d'œil, elle identifiait une nouvelle photo que sa tata avait ajoutée dans le salon, ou un nouveau plaid sur le canapé. La plupart du temps, mon mari ou moi n'avions pas remarqué ces détails.

Nous avons donc mis à profit ce sens aigu du détail et sa nouvelle obsession pour le rangement en lui apprenant à ranger et à prendre soin de ses affaires. Nous lui avons montré comment mettre ses vêtements dans le panier à linge sale, utiliser un petit balai et une pelle, nous avons insisté sur l'importance de jeter les déchets dans la poubelle... Notre fille était particulièrement disponible pour ces apprentissages, car cela nourrissait son besoin d'ordre et de propreté du moment.

● LA PÉRIODE SENSIBLE DU RAFFINEMENT DES SENS, DE 18 MOIS À 5 ANS ENVIRON

Pendant cette période, l'enfant porte un grand intérêt à ses sensations. Ses sens sont particulièrement développés.

Pour aider notre fille à encore mieux découvrir les nuances de ses perceptions sensorielles, nous lui avons proposé des jeux comme le loto des odeurs ou le jeu qui consiste à deviner le fruit ou le légume que l'on mange, sans le voir. Elle ne se lassait pas non plus de jouer au jeu des différences. C'est aussi la période où nous l'avons initiée à la cuisine en l'invitant à préparer avec nous des salades composées, des gâteaux, des salades de fruits... Son plaisir était certes de cuisiner avec nous, mais surtout de goûter à tout. C'est la période idéale pour mettre à disposition des enfants de nouveaux aliments.

Il existe d'autres périodes sensibles, comme la période sensible du comportement social, de la minutie, de l'écriture, de la lecture. Les périodes sensibles n'apparaissent pas forcément dans le même ordre, suivant les enfants, leur intensité et leur durée sont plus ou moins importantes.

Le saviez-vous ?

Il existe de plus en plus d'écoles Montessori en France. La pédagogie Montessori n'étant pas une marque déposée, si vous souhaitez inscrire votre enfant, n'hésitez pas à vous renseigner sur le programme pédagogique pour vous assurer qu'il est réellement en lien avec la méthode Montessori. Forgez-vous votre propre opinion en demandant à visiter l'école. Essayez de rencontrer des parents d'élèves fréquentant déjà l'école. Vous aurez ainsi leur point de vue et leurs retours d'expérience. Vous vous rendrez mieux compte des atouts ou des défauts de l'école et vous verrez si l'établissement répond à vos attentes et aux besoins de votre enfant. À noter que les écoles Montessori sont souvent des établissements privés hors contrat. Les frais de scolarité sont donc libres et propres à chaque établissement.

Si vous souhaitez en savoir plus sur cette pédagogie, je vous recommande l'ouvrage de Béatrice Missant, Des Ateliers Montessori À L'école - Une expérience en maternelle, aux éditions Esf ou Les Lois naturelles de l'enfant, de Céline Alvarez, aux éditions Les Arènes.

Dans tous les cas, soyez acteurs et intéressez-vous aux pédagogies déployées par les éducateurs et les enseignants auprès de vos enfants. Vous pourrez ainsi mieux apporter votre contribution dans le processus d'apprentissage. C'est un beau cadeau que vous ferez à votre enfant pour l'avenir.

DES JOUETS ET DES ACTIVITÉS POUR LE DÉVELOPPEMENT DES ENFANTS, OUI, MAIS...

Les jouets participent incontestablement au développement de nos enfants. Mais qu'en est-il de leur effet sur la santé de nos petits et sur leur relation au monde ?

Quand ma fille est née, le monde des jouets me semblait déjà très loin. J'avais un vague souvenir de poupées, dînettes et autres voitures télécommandées. Soucieuse de lui offrir des jouets contribuant à son développement intellectuel, à améliorer sa motricité, à nourrir son imagination, j'ai commencé à m'intéresser à ce sujet d'un peu plus près.

Au-delà de la magie et du rêve vantés par les géants de l'industrie du jouet, j'ai découvert des aspects moins féériques.

Pour que jouer reste avant tout un plaisir sans risque pour nos enfants, voici quelques recommandations issues des résultats de mes recherches personnelles.

● SOYONS CURIEUX DE LA COMPOSITION DES JOUETS DE NOS ENFANTS

Je fus sidérée de constater que les jouets participent fortement à polluer l'air dans la chambre de nos enfants. Mais comment est-ce possible alors que l'on croit acheter de la qualité dans de grandes enseignes spécialisées ?

Les jouets, peluches et autres doudous libèrent très souvent des polluants que nos enfants respirent en permanence. Ceux-ci sont d'autant plus vulnérables qu'ils les portent à la bouche à longueur de journée et augmentent ainsi leur exposition au risque.

Parmi les polluants les plus courants, on peut citer les phtalates, le formaldéhyde et de nombreux métaux lourds (plomb, mercure, cadmium) qui, selon l'ASEF (association santé environnement France), sont cancérogènes, neurotoxiques, néphrotoxiques (toxiques pour les reins), mutagènes et peuvent créer des troubles du développement cérébral et de la reproduction. C'est tout simplement effrayant !!

La vigilance est donc de mise. Soyons curieux, lisons les étiquettes et posons des questions sur la composition chimique des jouets. Dans le cadre de la réglementation REACH, les vendeurs ont l'obligation de répondre à nos questions sous 48 heures.

À noter que les jouets en bois ne sont pas forcément plus sûrs et sains, du fait de la présence de colles et de peintures contenant très souvent des métaux lourds.

Le saviez-vous ?

Les agents CMR ou les risques associés aux produits toxiques.

Certaines substances chimiques, appelées agents CMR, ont à moyen ou long terme des effets cancérogènes, mutagènes et reprotoxiques. Ce sont des poisons à éviter absolument !

. Cancérogène

Substance ou mélange chimique dangereux pouvant provoquer l'apparition d'un cancer ou en augmenter la fréquence. Les phtalates et le formaldéhyde sont des agents cancérogènes que l'on retrouve dans de nombreux produits courants (vernis à ongles, dissolvants, rideaux de douche en matière plastique, lessives, produits d'entretien, bougies parfumées...).

. Mutagène

Substance ou mélange chimique qui modifie la structure ou le nombre de chromosomes des cellules. L'effet mutagène est une étape initiale au développement du cancer.

. Reprotoxique ou toxique pour la reproduction

Substance ou mélange chimique pouvant altérer la fertilité des hommes ou des femmes, pouvant créer des malformations chez le fœtus ou provoquer des avortements spontanés. Le bisphénol A est, par exemple, un produit reprotoxique courant que l'on retrouve dans les conserves, dans les bouteilles ou dans les contenants en plastique.

. Neurotoxique

Substance ou mélange chimique ayant des effets toxiques pour le système nerveux. Les produits neurotoxiques sont responsables de certains retards dans l'apprentissage ou à l'origine de maladies neurologiques. Les exemples de substances neurotoxiques les plus courantes sont le plomb (présent dans les peintures ou les plomberies anciennes ou

dans certains jouets fabriqués en Chine) ou le solvant organique, le toluène (présent dans certains vernis à ongles, dans les adhésifs, les peintures).

. Néphrotoxique

Substance nocive pour les reins, comme les métaux lourds (mercure, plomb, cadmium...).

Pour limiter l'exposition des enfants aux jouets polluants, l'ASEF préconise de :

→ se fier au label Spiel Gut qui garantit l'absence de substances toxiques ou au label Öko-Test qui note les produits en fonction de leur dangerosité pour l'environnement et la santé ;

→ laver les peluches, les doudous et les poupées avant de les confier aux enfants ;

→ préférer des produits en fibres naturelles ou biologiques, en particulier pour les doudous que bébé porte très souvent à la bouche et qu'il ne quitte presque jamais ;

→ sortir les jouets de leur emballage et les aérer autant que possible avant de les donner aux enfants (j'avoue que c'est très compliqué à faire au moment de Noël, mais c'est néanmoins nécessaire, pour ne pas leur offrir un cadeau empoisonné) ;

→ choisir des jouets en bois brut, non verni, en hêtre ou en érable, ou décorés avec des peintures non toxiques, résistantes à la salive ;

→ vérifier la présence de la mention « sans PVC » ou « sans phtalates » sur les jouets en matière plastique ;

→ ne pas acheter de maquillage pour les enfants, même ceux dits spécialisés pour petits. En effet, les maquillages pour enfants ne sont pas soumis à la même réglementation que les jouets. Par conséquent, on peut y retrouver toutes sortes de substances nocives.

Mon astuce perso

Comme tous les enfants, ma fille adore se déguiser et se maquiller. Les maquillages pour enfants contenant de nombreux produits toxiques, il ne restait que deux possibilités : soit interdire à ma fille tout maquillage et être, à vie, la plus méchante de toutes les mamans ; soit trouver une alternative acceptable pour elle et qui me rassurerait.

Aujourd'hui, lorsque j'achète du maquillage pour enfant, je m'assure qu'il est certifié biologique. Sinon, je confie tout simplement, à ma fille, ma palette de maquillage (sous certaines conditions et sous surveillance, bien sûr, sinon, gare aux dégâts !!!). Au moins, avec mes produits, je sais qu'elle a peu de risques de développer une allergie ou d'être en contact avec un cocktail de produits chimiques. Mais cela suppose d'avoir du maquillage et des vernis à ongles avec des labels de cosmétiques biologiques (cf. le chapitre Je prends soin de moi et de mon intérieur, dans lequel j'explique plus en détail comment choisir son maquillage).

● PENSONS À L'ALTERNATIVE QU'OFFRENT LES JOUETS D'OCCASION ET LES LUDOTHÈQUES

On a tous fait le même constat : nos enfants se lassent vite des jouets et s'amusent souvent avec des petites choses de la vie quotidienne ; ils s'en servent comme support pour développer leur imagination et leur créativité. Par exemple, pour ma fille, une grande boîte en carton devient sa cabane enchantée ; un goupillon, un micro pour chanter... C'est dire comme ils ont une imagination débordante !

Aussi, pour ne pas se ruiner, une possibilité est de se tourner vers les jeux d'occasion et les ludothèques. Ce sont des alternatives économiques qui évitent l'achat de nombreux jouets qui nous restent souvent sur les bras, après quelques semaines. De plus, les jeux d'occasion ont souvent déjà relâché la plupart des polluants, dans leur première vie, ce qui limite, dans une certaine mesure, l'exposition de nos enfants.

La ludothèque présente également l'avantage de permettre à nos bambins de rencontrer d'autres enfants, d'essayer des jouets différents ou nouveaux. Ils apprennent également à être moins possessifs avec leurs joujoux. Ma fille adore y aller, et c'est aussi pour moi, parent, un vrai moment de partage et de jeu avec elle. Accessoirement, on peut rencontrer d'autres parents et observer son petit parmi d'autres enfants. C'est très riche d'enseignements !

● SOYONS VIGILANTS SUR LES MESSAGES INCONSCIENTS VÉHICULÉS PAR LES JOUETS QUE NOUS DONNONS À NOS ENFANTS

Une des choses qui m'a frappée quand j'ai commencé à acheter les premiers jouets pour ma fille, c'est leur sexualisation. Dans certaines grandes enseignes, on trouve même une section filles, renforcée par une signalétique rose, et une section garçons, mise en évidence par une signalétique bleue. Bien sûr, mon premier réflexe a été de me dire que j'étais un parent moderne et que je ne tomberais pas dans ce panneau marketing.

Une petite anecdote vécue avec ma fille m'invita à m'interroger sur mes soi-disant certitudes. Un jour, mon mari et moi nous sommes rendus dans un magasin de jouets avec notre enfant alors âgée de 20 mois. Nous souhaitions lui offrir un jouet, juste pour le plaisir. N'ayant pas fait de repérage, nous lui montrions différents jouets qui nous semblaient intéressants et adaptés à son âge. Nous passâmes bien entendu en revue les dînettes, les poupées, les landaus et autres châteaux de princesse. Rien ne semblait l'intéresser vraiment. Nous allions partir, abandonnant l'idée d'acheter ce cadeau, en nous disant que ce n'était, après tout, qu'un achat plaisir et qu'on aurait d'autres occasions de lui offrir des cadeaux, d'autant plus que Noël n'était pas si loin. Juste avant de sortir du magasin, voilà qu'elle s'arrêta net devant une petite caserne de pompiers dans laquelle se trouvaient un camion rouge avec sa grande échelle, ses gyrophares, sa sirène, un pompier en uniforme et un petit chat qu'il fallait sauver. Ses yeux brillaient et elle semblait absorbée par l'univers des pompiers. Elle prit la boîte dans les mains et nous la montra avec fierté. Notre réflexe fut de lui dire de reposer cette boîte, car on n'achèterait pas de camion de pompiers. Là, elle nous regarde et nous dit avec une grande conviction « NON ». Elle avait choisi le jouet qui lui plaisait enfin et nous, parents, nous le lui refusions, parce que dans notre inconscient une petite fille ne joue pas aux pompiers, pourtant mon mari et moi étions convaincus d'élever notre fille de manière neutre.

Cette anecdote est restée pour nous symbolique. Nous avons veillé, dès lors, à ne pas lui imposer nos choix inconscients. À la ludothèque, on a ainsi pu constater qu'elle jouait non seulement avec des poupées, des châteaux de princesse, des landaus, mais aussi avec des jouets de chantiers pour construire des maisons, des kits de bricolages, des voitures, des jeux de construction, des puzzles... En somme, elle s'intéressait à toutes sortes de jouets.

En orientant nos filles ou nos garçons vers tel ou tel univers, on limite leurs champs de découvertes. De même, essayons, au-delà de notre inconscient, de ne pas oublier de complimenter nos filles, quand elles sont courageuses, costaudes, brillantes, et nos garçons, quand ils sont calmes, studieux et doux. Vous verrez comme nos inconscients nous jouent des tours. Restons donc constamment en alerte.

Au-delà du caractère sexué des jouets, demandons-nous aussi avant achat si le jouet apportera vraiment quelque chose à notre enfant ou si c'est un produit purement marketing qui conditionnera sa vision de la société (mensuration parfaite, voire irréaliste, pour les femmes, maquillage à outrance et diktat de la mode, apologie de la guerre, de la loi du plus fort...)

Acheter un jouet n'est pas un achat banal. Restons vigilants pour proposer à nos enfants des jouets non stéréotypés et offrant une vision juste et variée du monde.

● SOYONS VIGILANTS SUR LA QUANTITÉ : LESS IS MORE

Dans son excellent ouvrage *Simplicity Parenting*, Kim John Payne, consultant familial, explique l'importance de simplifier l'environnement de nos enfants, de réduire le rythme des activités, de mettre en place des rituels et de diminuer leur exposition aux médias et à la publicité. Trop de sollicitations sensorielles, d'objets, de choix conduisent à une forme de stress chez l'enfant, qui se traduit par des problèmes de comportements, d'agressivité ou de mal-être.

Les jouets sont utiles et participent au développement de leur créativité. Néanmoins, trop de jouets, de livres, de choix conduisent à l'effet inverse. Il faut, au contraire, préserver le monde de l'enfance de nos enfants, en optant plutôt pour des jouets « non finis », c'est-à-dire des jouets avec lesquels ils pourront être actifs, libres d'imaginer, d'explorer. Les jouets aux fonctions « figées », les jouets « du moment », dont on voit la publicité partout et qu'il faut absolument avoir, sont à fuir.

Kim John Payne conseille de simplifier les paniers de jouets de nos enfants en n'en retenant que quelques-uns pour limiter les choix. Ces jouets savamment choisis doivent leur permettre de construire leur propre monde imaginaire. Ils peuvent ainsi découvrir leurs propres centres d'intérêt et ne pas être figés dans un monde dicté par les lois du marketing et de la publicité.

Voici quelques exemples de jouets que Kim John Payne propose d'éviter :

→ les jouets cassés et non réparables (les poupées Barbie en pièces détachées, les jouets en plastique décolorés et hors d'usage) ;

→ les jouets trop bruyants, insupportables pour nos oreilles de parents (souvent un cadeau d'amis ou de parents qui nous veulent du bien…) ;

→ les jouets non adaptés à l'âge de l'enfant ;

→ les jouets trop excitants qui le rendent « zinzin », et nous aussi ;

→ les jouets et les livres « figés », déclinaison de films, de dessins animés, de séries… La saison passée, ils seront devenus complètement obsolètes. Ils offrent peu de possibilités d'imagination, car les traits des personnages sont figés, le jouet n'est conçu que pour une fonction précise : rendre nos enfants dépendant de la télévision et de la publicité. Passé l'excitation du début, ils vous réclameront d'autres nouveautés, encore et encore ;

→ les jouets qui sont des concentrés de technologies (type robot qui parle, marche, vole, fait de la lumière, peut se brancher en réseau sur l'ordinateur, les tablettes pour enfants…). Ces objets, bien trop fragiles, seront cassés en un rien de temps ;

→ les jouets glorifiant la guerre et favorisant le combat. Cela ne va conduire qu'à augmenter l'agressivité des enfants, les petits ayant souvent du mal à distinguer le virtuel du réel ;

→ les collections qui prennent de la place et envahissent notre maison sans qu'on s'en aperçoive et qui empêchent nos enfants d'explorer des univers divers.

Et dans la vraie vie…

Les périodes de Noël et d'anniversaire sont traditionnellement les moments où nos bambins reçoivent le plus de cadeaux de nos proches ou de leurs copains.

Pour éviter l'avalanche de cadeaux, plus souvent des produits marketing que réellement des jouets, nous n'hésitons pas à orienter notre entourage ou les parents des copains de notre fille vers des jouets correspondant plus à nos valeurs. Nous leur donnons des indications très claires sur les goûts de notre fille ou nous leur fournissons une liste de jouets que nous avons préalablement repérés. Le plus souvent, nous incitons notre entourage et les amis à lui faire des cadeaux dématérialisés comme une sortie à la piscine, une balade dans un parc, un concert pour enfants, une visite au zoo, un après-midi goûter avec les copains, une séance de cinéma, une soirée pyjama avec les cousins, une visite de monuments historiques… Les idées ne manquent pas et ma fille est toujours ravie.

● D'AUTRES ACTIVITÉS DE DÉVELOPPEMENT TOUT AUSSI IMPORTANTES

Tous les jouets du monde ne remplaceront en rien la qualité du temps que nous passons avec nos enfants. Avec nous, ils apprennent à explorer et à appréhender leur environnement, en confiance et en sécurité.

Il en est de même pour le langage. Les tout-petits acquièrent d'autant plus facilement les codes du langage et du vocabulaire dès lors que l'apprentissage s'inscrit dans un environnement d'échanges et de conversations avec les adultes et les enfants qui les entourent. Les jouets ne sont qu'un support d'apprentissage et non un moteur pour le développement.

D'autres activités participent également à l'éveil, à la socialisation, au développement psychomoteur de nos enfants. En voici quelques-unes.

. DÉCOUVRIR ET EMPRUNTER DES LIVRES À LA BIBLIOTHÈQUE OU EN ACHETER EN LIBRAIRIE

Les sections jeunesse des bibliothèques disposent généralement de livres de très bonne qualité. Cette activité est peu onéreuse car, moyennant un abonnement d'une dizaine d'euros, vous pouvez emprunter de nombreux ouvrages pour 3 semaines environ. Vous trouverez des histoires adaptées à de nombreuses situations de la vie de nos enfants. À chaque question que se pose votre enfant, il y a presque toujours un livre qui y répond.

Vous pouvez aussi flâner avec vos enfants dans une librairie. Laissez-les feuilleter et choisir leurs livres. Vous identifierez plus facilement leurs centres d'intérêt. Si vous avez la possibilité, aménagez un coin lecture confortable dans leur chambre.

Les livres sont, par ailleurs, un excellent moyen de faire passer des messages aux enfants, car ils s'identifient facilement au héros.

C'est toujours bon de consacrer un peu de temps dans la journée à la lecture d'un livre avec votre enfant. C'est un moment de câlins, d'échanges, de découvertes des mots, en famille.

Ma fille a commencé à fréquenter la bibliothèque de notre quartier à l'âge de 6 mois. Petite, elle touchait et parcourait des yeux les images que nous lui présentions. D'autres fois, elle nous fixait avec attention, comme pour saisir au vol les mots sortant de notre bouche. Au fil des années, elle a développé un vrai goût pour les livres. Elle est curieuse et exigeante sur l'usage des mots. Elle prend beaucoup de plaisir à choisir elle-même ses livres et a hâte de dévorer les moindres détails de l'histoire. Régulièrement, nous participons avec elle à des ateliers lectures où une conteuse raconte, mime et parfois chante des aventures extraordinaires. Cette activité de découverte des livres et des mots, en bibliothèque ou en librairie, est devenue une de nos sorties préférées, en famille.

.PARTIR À LA RENCONTRE DE SPECTACLES, MUSÉES, FESTIVALS OU EXPOSITIONS DÉDIÉS AUX ENFANTS.

Il en existe de très bonne qualité, à tous les prix. Les musées organisent des expositions, des conférences et autres activités culturelles spécialement dédiées aux enfants. Certaines villes organisent également des évènements culturels pour les enfants. Renseignez-vous auprès de la médiathèque de votre quartier, du service culturel de votre mairie ou de votre région. Vous pouvez aussi acheter des places de spectacles dans les billetteries classiques. Si vous n'avez pas d'idées, vous pouvez toujours consulter les sites www.familiscope.fr ou www.citizenkid.com ou www.balado.fr. Vous y trouverez plein d'idées de sorties, de balades et de promenades originales, dont certaines sont gratuites.

. EXPLORER LA NATURE VIA DES BALADES EN FORÊT, EN MONTAGNE...

. NAGER À LA PISCINE, COURIR AU PARC OU EN FORÊT, DANSER SUR DES RYTHMES VARIÉS, FAIRE DU VÉLO...

. DÉVELOPPER LA MOTRICITÉ FINE ET LA CRÉATIVITÉ AVEC DES LOISIRS CRÉATIFS

(Peinture, modelage, enfilage de perles, dessins, découpage, collage...)

. CUISINER DES RECETTES SIMPLES ET SAVOUREUSES

(C'est une de mes activités préférées, faciles à faire à la maison, en particulier les jours de pluie ou de grand froid).

À vous de trouver d'autres activités, suivant vos envies, le temps dont vous disposez et les goûts de votre enfant.

. SANS OUBLIER UN PEU DE TEMPS POUR S'ENNUYER ET RÊVER À MILLE MERVEILLES

J'ai le souvenir d'une anecdote avec ma fille qui m'a convaincue des bienfaits de l'ennui. Un jour, alors que j'étais particulièrement occupée, ma fille vient vers moi en me disant qu'elle s'ennuyait et ne savait pas quoi faire. Je lui proposai naturellement deux activités, au choix, à effectuer. Elle en choisit une et je retournai à mes occupations. Dix minutes plus tard, elle revint à la charge en me disant qu'elle avait fini et qu'elle s'ennuyait encore. Je lui proposai alors l'autre activité. Mais cette dernière proposition ne semblait pas l'intéresser. Elle me répéta avec insistance qu'elle s'ennuyait TER-RI-BLE-MENT. Je lui répondis que je ne pouvais pas jouer avec elle pour l'instant, car j'étais moi-même très occupée. Elle partit donc dans sa chambre, mi-désespérée, mi-déçue que je ne puisse résoudre son problème d'ennui. Je l'entendis répéter inlassablement « Je m'ennuie, je m'ennuie... » pendant une minute environ, puis plus rien. Au bout de dix minutes, curieuse, je passai la tête dans sa chambre pour vérifier si tout allait bien. Je découvris alors qu'elle avait créé avec un tas de bricoles un espace imaginaire dans lequel elle jouait. Plus tard, je l'interrompis pour lui signaler que c'était l'heure du déjeuner. Et c'est là qu'elle me dit : « Maman, je me suis super bien amusée tout à l'heure. » Comme quoi, de belles aventures imaginaires peuvent aussi naître de l'ennui.

● SOYONS VIGILANTS SUR LE RYTHME DES ACTIVITÉS PROPOSÉES À NOS ENFANTS

Les parents d'aujourd'hui sont vraisemblablement beaucoup plus stressés que leurs parents ou leurs grands-parents. Pourtant, nous disposons de nombreux outils technologiques, appareils de plus en plus sophistiqués, pour nous faciliter le quotidien. Le problème est sans doute ailleurs. Les parents d'aujourd'hui ont une « obligation » de préparer la future vie d'adulte de leurs enfants. Et tous les moyens doivent être mis en œuvre, depuis leur plus jeune âge, pour leur donner les meilleures chances de « réussir » professionnellement et socialement. C'est ainsi que de très jeunes enfants se retrouvent inscrits à une multitude d'activités censées développer leurs sens artistique et sportif, ou même leur intelligence... Certains enfants ont de véritables agendas de ministre, courant d'une activité à une autre, tout au long de la journée. En fin de journée, ils sont lessivés et ne demandent qu'une chose : rester tranquillement à la maison. Le revendiquer est pour eux quasi impossible, tant les parents nourrissent l'espoir qu'ils deviennent, un jour, un grand pianiste, un grand sportif ou « quelqu'un de bien », comme le laissent penser les sociétés occidentales.

Soyons vigilants sur le rythme que nous leur imposons. Ne cherchons pas à remplir absolument leur emploi du temps pour éviter qu'ils s'ennuient ou pour nous rassurer, face à notre peur du décrochage ou de l'échec. Est-il vraiment nécessaire que notre enfant fasse 3 ou 4 activités extrascolaires par semaine ? Une seule ne suffirait-elle pas ? Profitons-nous vraiment de nos week-ends lorsque l'on multiplie les sorties et les activités au pas de course ? Une seule activité en famille n'est-elle pas plus profitable ?

Ralentissons le rythme pour laisser à nos enfants le temps d'apprécier leur temps libre. Considérons que l'ennui et la rêverie font partie intégrante de leur enfance.

Simplifions leur rythme en instaurant des rituels, des temps d'échange. Le temps des repas est idéal pour favoriser ces échanges, à condition de ne pas avoir la télévision en bruit de fond. Choyons leur enfance en les préservant des faits divers, des catastrophes et des autres problèmes économiques que les médias ne cessent de relater. Préservons leur enfance de tout ce stress.

En ce qui me concerne, j'ai complètement arrêté de regarder les informations, que ce soit à la télévision ou sur le net, et je ne les écoute pas plus à la radio. J'ai également rejeté la lecture des multiples journaux d'information distribués gratuitement en gare, qui très souvent ne font que relater une liste de faits divers. Progressivement, j'ai constaté que mon esprit s'allégeait, que j'étais plus sereine et disponible pour ma famille. Au début, j'avais peur de ne pas être au courant des faits importants. Mais je me suis vite rendu compte que si une actualité faisait la une, j'étais très vite mise au courant par mes proches, mes amis et mes collègues... Et cela me suffisait amplement. Je n'avais plus besoin de me remplir de tous ces faits divers qui n'offrent qu'une vision restreinte du monde et contribuent à alimenter un stress chronique.

● LIMITONS LE TEMPS D'EXPOSITION DE NOS ENFANTS À LA TÉLÉVISION

La télévision, les tablettes, les smartphones et les consoles de jeu sont devenus tellement banals dans nos maisons que l'on oublie parfois de se demander si leur utilisation par les enfants peut avoir un impact sur leur développement.

En tant que jeune parent, je n'avais aucun repère sur la façon d'utiliser la télévision quand on a des enfants. Je ne savais pas à partir de quel âge on pouvait les laisser regarder seuls la télévision. Fallait-il limiter le temps ? Est-ce que je pouvais proposer à ma fille la tablette pour jouer ? Bref, j'étais perdue et je me doutais bien que l'impact de la télévision n'était pas neutre, car j'avais bien noté que mon bébé était comme hypnotisé quand elle était en contact avec le moindre écran.

En fait, de nombreuses recherches ont étudié le rôle de la télévision dans le développement des enfants. Les résultats sont désormais unanimes : trop de télévision a un impact négatif sur le développement des tout-petits et affecte leur comportement et leur santé. La télévision rend l'enfant passif et annihile son esprit critique.

Le pédiatre allemand Peter Winterstein a également montré que les enfants qui passaient beaucoup de temps à regarder la télévision avaient une faculté d'imagination altérée, car la télévision affecte leur capacité de représentation. Pendant trente ans, Peter Winterstein a étudié les dessins d'enfants. Les plus gros consommateurs de télévision avaient des dessins pauvres en détails, sans relief, voire complètement déstructurés (bonshommes déformés, corps amputés ou représentations aberrantes).

L'abus de télévision peut également créer d'autres troubles : difficulté de concentration ; voire hyperactivité ; troubles du sommeil qui peuvent perdurer jusqu'à l'âge adulte ; obésité, en raison du manque d'exercices et du grignotage devant le petit écran ; développement de comportements violents car, face à la multiplication d'images violentes, l'enfant subit une désensibilisation et reproduit les gestes dans la vie réelle, sans aucune émotion.

J'avais bien intégré ces résultats de recherche terrifiants, mais, à ce stade, il me manquait des repères pratiques pour définir la frontière entre une consommation raisonnable des écrans et une consommation excessive.

J'ai eu une partie de réponse avec la règle du « 3-6-9-12 » développée par le psychiatre et psychanalyste Serge Tisseron. Il s'agit d'un outil simple permettant de savoir quand et comment introduire les écrans auprès de nos enfants.

Le principe de la règle « 3-6-9-12 » est le suivant :

. PAS D'ÉCRAN AVANT 3 ANS :

Il convient de ne pas exposer ou tout au moins d'exposer le moins possible les bébés aux écrans (télévision, tablette, jeux vidéo, smartphone...).

. PAS DE CONSOLE DE JEU PORTABLE AVANT 6 ANS

Au risque de rendre l'enfant dépendant des jeux numériques.

. PAS D'INTERNET AVANT 9 ANS

Pour éviter que l'enfant ne soit confronté à des images insupportables pour son âge (images de violence, de souffrance extrême, images pornographiques...).

. INTERNET SEUL À PARTIR DE 12 ANS

Mais il est nécessaire que les parents définissent les règles d'usage, en particulier la durée de navigation. Il est également indispensable de mettre en place un dispositif de contrôle parental sur Internet et sur la télévision.

À la maison, nous suivons la règle « 3-6-9-12 ». Au début, cela concernait uniquement notre fille, mais progressivement notre rapport à la télévision a changé. Nous allumons beaucoup moins souvent la télévision et privilégions désormais les activités d'échange, les activités de plein air ou sportives, la lecture, les loisirs créatifs, les activités de construction, la musique, la danse.

Et dans la vraie vie...

À partir de la règle « 3-6-9-12 » et des recommandations du corps scientifique (pédiatres, chercheurs, psychologue, pédopsychiatre...), nous avons établi nos propres règles concernant l'usage de la télévision pour notre fille de 6 ans. En voici les détails :

• Notre fille peut regarder la télévision au maximum pendant 1 heure, les journées où il n'y a pas école. Cinq minutes avant la fin du temps de télévision, nous lui indiquons que la période est pratiquement écoulée. Cela lui laisse le temps d'intégrer que c'est bientôt la fin de cette activité. Ainsi l'arrêt de la télévision se passe sans pleurs ni frustration.

• Ses moments privilégiés pour regarder la télévision sont le matin ou dans l'après-midi, vers 16 h. Ma fille n'est pas autorisée à regarder la télévision le soir (on tient à notre nuit de sommeil !).

• La télévision est obligatoirement éteinte le reste du temps, en particulier durant le temps des repas, pour favoriser les échanges.

• Pas de console de jeux à son âge (règle « 3-6-9-12 »).

• Pour éviter les annonces publicitaires, nous privilégions des programmes pour les enfants en TOD (télé à la demande) ou en VOD (vidéo à la demande) ou encore en DVD (d'ailleurs, nous nous en procurons quelques-uns, à moindres frais, dans les brocantes).

• Nous veillons à ne pas la laisser seule devant le petit écran, en particulier quand il s'agit d'un programme libre. Cela nous permet d'échanger avec elle, si besoin.

• Nous avons sensibilisé notre fille à la signalétique, -10 ans, -16 ans, -18 ans, en lui présentant et en lui expliquant les pictogrammes. Elle a l'obligation de nous alerter si elle en voit un pendant son temps de télévision.

Les règles étant claires à la maison, ma fille n'est pas frustrée par la limitation du temps de télévision. La télévision est une activité de loisirs comme une autre et n'est pas surinvestie. Les jours de beaux temps, elle oublie même de réclamer ce temps de télévision, tant elle est contente de faire des activités en plein air.

De notre côté, nous donnons l'exemple. Nous n'allumons pas la télévision en sa présence. Nous enregistrons nos programmes préférés, au lieu de les regarder en direct à côté d'elle. Il y a quand même des exceptions : les matchs de foot, quand l'équipe de France est en finale, ou les matchs de basket, quand l'équipe préférée de mon mari est à un match de remporter le championnat !

VOYAGER AVEC DES ENFANTS

Comme vous le savez déjà, mes parents habitent à la Martinique, à 7 000 km de chez nous, et mes beaux-parents ne sont guère plus près, puisqu'ils habitent en Guyane française, à 6 000 km. Nous n'avons donc pas d'autres choix que de prendre des vols longs courriers pour voir nos familles.

Après la naissance de ma fille, nous n'avions même pas envisagé que cela ne fût pas possible de prendre l'avion avec un nourrisson de quelques jours, tant nous avions hâte de la présenter à nos proches. C'est ainsi que ma fille a voyagé en avion pour la première fois à l'âge de 3 semaines.

Croyez-moi, il est beaucoup plus facile de voyager avec un nourrisson qu'avec des enfants plus âgés. Il faut juste résister à la tentation de ne pas déménager l'ensemble de sa maison. Cette option n'étant pas possible, compte tenu du prix des kilos supplémentaires, il a bien fallu être raisonnable et ne prendre que le strict nécessaire.

PRÉPARER TRANQUILLEMENT LE VOYAGE

. S'ASSURER D'AVOIR DES PAPIERS À JOUR POUR FRANCHIR SEREINEMENT LA DOUANE

Il est indispensable que toute la famille dispose d'une carte d'identité ou d'un passeport à jour. Vérifiez les dates de validité et les modalités d'entrée dans le pays visité, car de nombreux pays exigent que le passeport soit valide au-delà de la date de retour.

Anticipez votre demande de carte d'identité ou de passeport. Dans certaines régions, le délai peut dépasser les 6 semaines, en particulier juste avant les vacances estivales. Depuis 2012, les enfants, y compris les bébés, ont besoin d'avoir leur propre pièce d'identité pour voyager, et cela même s'ils sont accompagnés par leurs parents.

Ayant dû faire faire les papiers de ma fille très rapidement après sa naissance, j'ai constaté que le délai annoncé pour l'obtention d'un passeport était beaucoup plus court que le délai pour une carte d'identité. Mais cela suppose de bloquer la date de rendez-vous en mairie bien avant la naissance de bébé. Dans certaines régions, comme la région parisienne, il faut parfois 3 mois pour obtenir un rendez-vous, rien que pour lancer les démarches. Donc, pour être sûr d'avoir des papiers à temps pour votre voyage, la règle est d'anticiper !!!

À noter que depuis le 8 novembre 2016, il est possible de faire une prédemande de CNI (carte nationale d'identité) ou de passeport en ligne, via l'adresse web sécurisée https://passeport.ants.gouv.fr. Ce téléservice a pour but de simplifier les démarches administratives, en recueillant de manière dématérialisée les informations nécessaires à la constitution du dossier. Il est possible d'utiliser ce service dans tous les départements français, pour un renouvellement de CNI ou de passeport et même pour une première demande.

Si vous partez avec bébé peu de temps après sa naissance, vous pourrez acheter vos billets d'avion avant l'accouchement. Vous raccrocherez ensuite le nom de bébé au billet des parents. Les enfants de moins de 2 ans voyagent en effet sur les genoux de leurs parents.

Le saviez-vous ?

Si votre enfant a moins de 6 mois, au moment de l'achat de son billet d'avion, vous pouvez demander à disposer d'une nacelle dans l'avion. Cela vous permettra de coucher bébé. Toutefois, en cas de turbulences, le personnel de bord vous demandera de le mettre sur vous et de l'attacher avec une ceinture de sécurité spéciale, accrochée à la vôtre.

Et dans la vraie vie...

Il n'est pas facile de faire une photo d'identité d'un nourrisson, tant les exigences administratives sont nombreuses (yeux ouverts, bouche fermée, pas de sourire, buste droit...). Pour ne pas passer des heures dans un photomaton, à tenter de faire une photo dont le résultat risque d'être refusé par l'administration, foncez chez un photographe habilité à réaliser ce type de photo, de préférence aux heures creuses. Certes, vous payerez un peu plus cher, mais le résultat sera 100 % garanti. Le photographe passera autant de temps que nécessaire pour saisir LA photo.

. INFORMER LES ENFANTS ET LES FAIRE PARTICIPER À LA PRÉPARATION DES VALISES

Avant de partir en voyage, il est très important d'en informer les enfants, même les bébés. Les enfants ont besoin de savoir un peu à l'avance qu'ils vont quitter leur environnement, même pour une période courte. Vous pouvez, par exemple, leur dire dans combien de « dodos » ils prendront l'avion, leur exposer les grandes étapes de la journée du départ, leur parler en quelques mots du programme des vacances, leur annoncer qui ils vont rencontrer sur place, si vous allez chez des amis ou de la famille, leur raconter où ils vont dormir... Prenez le temps de répondre à toutes leurs questions. Ainsi, ils ne seront pas angoissés le jour J.

À partir de 2 ans, vous pouvez les faire participer à la préparation du voyage. Ils en seront ravis et les choses deviendront beaucoup plus concrètes. C'est l'occasion d'emprunter à la bibliothèque des livres d'enfant évoquant le pays qui sera visité, la mer, la montagne, des livres décrivant les voyages en avion, en train, en voiture, en bateau... Ils s'identifieront aux petits héros et pourront se projeter dans le voyage à venir.

Ma fille dispose d'un petit vanity réservé aux voyages. Quand nous préparons les bagages, nous lui demandons d'y mettre ce qui est très important pour elle et qu'elle souhaite absolument avoir avec elle dans l'avion. Nous lui expliquons à chaque fois qu'elle ne peut pas prendre plus de 5 choses et que cela doit pouvoir rentrer dans la valisette. Très souvent, elle sélectionne son doudou, son jouet préféré du moment, un livre qu'elle affectionne particulièrement, sa trousse de crayons /feutres et son carnet de dessin.

Elle participe également à la préparation de sa valise. À partir d'un tri que nous avons préalablement effectué, elle sélectionne ses vêtements et ses chaussures et les range avec notre aide dans sa valise. De cette manière, elle se sent active et est fière d'avoir elle aussi préparé sa valise.

. UNE VISITE CHEZ LE DOCTEUR, HISTOIRE DE VÉRIFIER QUE TOUT VA BIEN AVANT LE DÉPART

Cette consultation est particulièrement utile pour les nourrissons et les jeunes enfants, pour s'assurer que les vaccins sont à jour et qu'il n'y a pas d'otite en formation. Attention, suivant les destinations, certains vaccins sont obligatoires, même pour les enfants. Parlez-en à votre médecin assez tôt.

. PRÉVOIR UN SAC CABINE POUR DISPOSER DU JUSTE NÉCESSAIRE

Nous emportons toujours avec nous un sac cabine, particulièrement utile lorsque nous voyageons en avion. En général, nous y glissons les affaires suivantes :

• Un encas pour soulager les petites et grandes faims. Cela évite de craquer sur de la nourriture industrielle chère et peu saine dans les aérogares. Cela offre une alternative au repas donné dans l'avion, s'il n'est pas au goût de la famille.

En général, je prépare des sandwichs, quelques bâtonnets de légumes, des fruits secs et des fruits frais coupés (pommes, raisins, tranches d'orange...) et quelques carrés de chocolat pour le plaisir. L'ensemble doit rester facile à transporter et mangeable sans couverts. Chaque membre de la famille dispose également d'une gourde que nous pouvons remplir et, si besoin, vider avant le passage en douane.

• Le carnet de santé de ma fille

• Le livret de famille

• Des granules d'homéopathie et des médicaments de base pour soigner les petits bobos pendant le voyage

A minima, nous prenons en bagage cabine :

→ Arnica Montana 9 CH pour les coups et les chocs

→ Nux Vomica 5 CH et Arsenicum album 7 CH

pour les maux de ventre

→ Cocculus pour le mal des transports

→ Ignatia Amara 9 CH pour le stress

→ Passiflora incarnata pour les difficultés à dormir

→ Du paracétamol

→ Du sérum physiologique

→ Un thermomètre

• Un kit de jeux pour faire passer le temps pendant le voyage. Nous prenons en général des jeux de cartes type Mistigri ou 7 familles, du coloriage, des petits livres légers, un cahier à dessins. Nous préparons une playlist avec les musiques préférées de ma fille ou un dessin animé qu'elle aime particulièrement. Enfin, nous ajoutons secrètement un ou deux jeux « surprises », qu'elle ne découvre que le jour J. Du coup, captivée par la nouveauté, elle en oublie même de demander toutes les cinq minutes : « On arrive bientôt ? »

Avant le voyage, pensez à faire un petit tour dans votre ludothèque et bibliothèque pour empruntez à moindres frais, les jeux et les livres.

• Une petite couverture chaude et légère pour se réchauffer dans l'avion

Lorsque ma fille était bébé, nous prenions en plus :

• Son doudou, sa tétine

• Une écharpe de portage, très utile quand on voyage avec un bébé de moins de 1 an.

• Du lait et des céréales infantiles mis dans un doseur. En général, nous prenions deux doses de lait et des céréales supplémentaires, au cas où il y aurait une escale imprévue.

• Deux biberons

• Un goupillon, s'il y a besoin de laver un biberon en urgence

• Des petits pots bio ou faits maison pour le repas de bébé

. QUELQUES AFFAIRES QUI PEUVENT ÊTRE UTILES ET À METTRE EN SOUTE

• Une nacelle : si vous disposez d'une nacelle, elle sera pratique comme lit d'appoint pour bébé et comme siège auto sur place. À défaut, vous pouvez demander un lit bébé au moment de la réservation de votre chambre d'hôtel et un siège auto à l'agence de location de voitures. Si vous allez chez des amis ou chez de la famille, ils se feront un plaisir de vous passer berceau, siège auto ou chaise haute.... Faites part de vos besoins au plus tôt.

Sinon, vous avez toujours la possibilité de louer du matériel de puériculture par Internet, livré ou disponible sur votre lieu de vacances. Ces sites couvrent en général une zone précise. En voici quelques-uns :

En France (DOM-TOM compris) : www.babytems.fr, www.location-de-poussette.fr, www.kidelio.com, www.bblou.com

À l'étranger: Baby Travelling et Spain Baby Gear Hire (Espagne), Bambino Equipment Hire (Italie), The Baby Loft (Angleterre).

• Un drap de votre bébé : nous le savons tous, les nourrissons ont un sens très développé de l'odorat et sont particulièrement sensibles aux odeurs. Lorsque ma fille était encore un bébé, nous avions pris l'habitude de partir en voyage avec au moins un de ses draps. Ce drap avait naturellement l'odeur de la maison, de notre lessive. Arrivée sur notre lieu de vacances, ma fille n'était pas perdue ou effrayée d'être dans un lit inconnu, car elle retrouvait dans ses draps l'odeur si familière, de sa maison.

• Le lait infantile de votre enfant : suivant la destination de vacances, il ne sera pas toujours facile de retrouver, pas trop cher, le lait infantile de votre enfant, en particulier si celui-ci est bio. Pour éviter ce désagrément, nous emportions toujours dans nos valises une ou plusieurs boîtes de lait.

• Une veilleuse : utile quand les enfants ont peur du noir.

• Une trousse de médicaments : en général, outre les médicaments de base que nous prenons avec nous en cabine, nous ajoutons, en soute, les médicaments suivants :

→ Alium Cepa 5 CH pour les rhinites

→ Aconitum Napellus 5 CH pour les insolations

→ Belladona 5 CH pour les coups de soleil, fièvres

→ Apis melafica, 5 CH pour les piqures d'insectes

→ Des sachets de solutés de réhydratation

→ Un médicament pour soigner les diarrhées (Smecta, Thiorfan...)

→ Un antiseptique et quelques pansements

DANS L'AVION

La plupart des compagnies aériennes sont aux petits soins avec les familles voyageant avec des enfants. En général, vous embarquerez en premier pour avoir le temps de vous installer. N'hésitez pas à solliciter le personnel de bord pour réchauffer des petits pots, demander de l'eau pour remplir les biberons...

Si vous voyagez avec des nourrissons, faites-les téter au moment du décollage et de l'atterrissage pour limiter les désagréments liés à la pression dans les oreilles. Bébé aura ainsi moins mal.

Profitez du temps du voyage pour jouer en famille, regarder les nuages, être curieux de ce qui se passe dans l'avion et, pourquoi pas, pour méditer. Si le voyage est très long, chaque parent peut essayer de se reposer à tour de rôle, en particulier si vos enfants ne trouvent pas le sommeil. Cela évitera que vous soyez tous les deux épuisés à l'arrivée.

UNE FOIS SUR PLACE

Prenez le temps de vous installer. Faites le tour du propriétaire avec vos enfants, même les bébés, et indiquez-leur précisément le lieu où ils vont dormir. Ils pourront ainsi mieux se situer dans leur nouvel espace.

Pendant le séjour, essayez, dans la mesure du possible, de conserver quelques-uns de vos rituels (sieste, lecture du soir, bains, goûters en famille...) pour rythmer les journées. Adaptez les activités de vacances à l'âge et aux capacités de vos enfants. Il est vrai que les vacances passent très vite, mais ne cherchez pas à tout voir ou à tout faire. Mieux vaut des activités où l'on prend le temps de découvrir et de savourer plutôt qu'une course effrénée, de site touristique en site touristique.

N'oubliez pas que les enfants se souviendront surtout du temps passé avec vous.

Lorsque nous sommes en vacances, nous faisons en général les activités sur une demi-journée. L'autre demi-journée étant plus calme. Si nous devons faire une sortie d'une journée, à forte excitation, type visite dans un parc d'attractions, nous nous arrangeons pour encadrer cette journée par deux journées plus calmes. Ma fille est alors moins fatiguée, moins énervée, et par la même occasion, nous aussi.

Nous ne cherchons pas à voir tous les sites décrits dans les guides. Nous cherchons simplement à passer du temps ensemble et à apprécier chaque instant, le mieux possible. Ce n'est pas la quantité de choses vues qui fait que l'on passe de bonnes vacances, mais la qualité du temps que l'on passe ensemble pendant les quelques jours privilégiés. C'est l'occasion d'observer votre famille, d'apprécier les progrès réalisés par vos enfants, de prendre le temps de discuter de choses diverses, de rire et de s'aimer, tout simplement.

L'ESSENTIEL EN QUELQUES MOTS...

• Préparez une chambre d'enfant à la décoration sobre, fonctionnelle et adaptée à l'âge de votre enfant.

• Invitez quotidiennement votre enfant à se dépenser physiquement en marchant, courant, sautant, quel que soit son âge.

• Simplifiez l'environnement de votre enfant : quelques livres et des jouets choisis avec soin suffisent. Choisissez de beaux jouets, sains et de qualité.

• Soyez vigilants au moment de l'achat des jouets. Soyez attentifs aux messages plus ou moins explicites qu'ils véhiculent.

• Optez pour une éducation bienveillante vis-à-vis de votre enfant, avec des règles claires.

• Rythmez la journée de vos enfants en mettant en place des rituels.

• Limitez pour vos enfants le temps d'exposition à la télévision, à la publicité, aux jeux électroniques. Protégez autant que possible leur enfance du syndrome du « trop » qui est générateur de stress : trop d'information, trop de choix, tout trop vite.

• Voyagez simplement et sereinement avec vos enfants : anticipez, informez-les et faites-les participer aux préparatifs. Emportez le juste nécessaire.

CHAPITRE 3

Une Alimentation Saine pour toute la famille

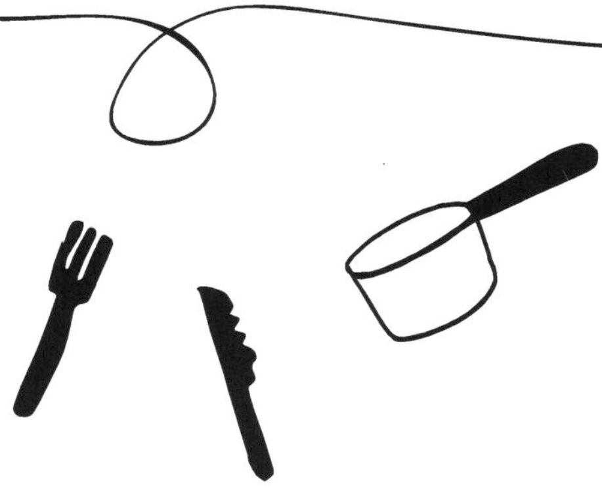

Que ton aliment

soit ta seule médecine

Hippocrate, médecin et philosophe grec

Je n'ai pas toujours été attentive à mon alimentation, comme je le suis aujourd'hui. Il y a quelques années, je ne me posais même pas la question de l'impact de mes choix alimentaires sur ma santé, sur mon énergie ou sur la planète. Je courrais à l'hypermarché et achetais ce qui me faisait envie sur le moment. Je consommais de nombreux plats préparés, prêts à être réchauffés en 5 minutes chrono. Les produits vantés par l'industrie agroalimentaire, au goût neutre et standard étaient devenus ma référence et, progressivement, je m'étais déconnectée du goût des aliments et des saisons.

Il a fallu, comme je vous le disais en introduction, une remarque de ma mère sur des « tomates artificielles, sans goût » pour remettre en question mes habitudes en matière d'alimentation. Sa petite pique, un brin sarcastique, a déclenché une réflexion qui m'incita par la suite à ne manger que des tomates et autres fruits et légumes savoureux et de saison.

UNE ALIMENTATION SIMPLE ET SAVOUREUSE TOUS LES JOURS

Aujourd'hui, je me procure des produits frais, de saison, et j'adore les cuisiner. La cuisine est pour moi un vrai moment de plaisir, quasi sacré. Cela me détend et me remplit de joies et de satisfaction de voir ensuite ma petite famille ou mes invités savourer les plats préparés.

Aussi loin que je m'en souvienne, j'ai toujours traîné dans une cuisine. Petite, j'aidais ma mère à écraser les christophines dans le moulin à légumes pour préparer le fameux gratin de christophines que j'aime tant. Le dimanche après-midi, je ne ratais jamais l'occasion d'assister ma mère dans la fabrication de notre goûter. Nous préparions souvent un gâteau maison, accompagné d'une citronnade bien fraîche. J'avais même le privilège de pouvoir lécher le plat, à la fin. C'est ainsi que ma mère m'a transmis la passion d'une cuisine simple et délicieuse, à partager en famille.

Aujourd'hui, après une parenthèse de nourriture industrielle, j'ai fait le choix d'une alimentation plus simple, plus saine et savoureuse. Je vous rassure, il n'est pas nécessaire d'être un chef étoilé pour se nourrir quotidiennement de plats sains et délicieux. Il n'est pas non plus nécessaire de passer des heures en cuisine. Je suis une maman active et je ne dispose pas de demi-journées entières pour cuisiner ! Et pourtant, tous les jours, sauf en cas de « dépannage », nous mangeons des plats faits maison. Cela ne nous coûte pas, non plus, plus cher qu'avant. C'est même tout l'inverse, puisque la nourriture industrielle est très souvent beaucoup plus onéreuse que les produits de base et des fruits et légumes de saison.

J'investis dans mon alimentation comme je souscrirais à un produit financier. J'exige le meilleur. Je suis curieuse de la provenance du produit, du mode de production, de la composition, pour faire les meilleurs choix. Depuis que j'ai simplifié mon assiette, j'ai pu constater de nombreux bénéfices sur ma santé : peau plus lumineuse, moins de problèmes d'allergies, un poids stable, une meilleure forme physique, plus d'énergie, moins d'infections.

Voici les 10 règles que ma famille et moi suivons depuis maintenant plusieurs années, pour manger tous les jours une alimentation simple, saine et savoureuse, sans nous ruiner pour autant et en limitant le gaspillage alimentaire.

PRIVILÉGIER LES PRODUITS ISSUS DE L'AGRICULTURE BIOLOGIQUE

Le mode de production biologique vise à respecter l'environnement. Il respecte un cahier des charges très strict. Les produits sont exempts de pesticides, d'OGM et autres produits chimiques toxiques, contrairement à l'agriculture « conventionnelle ». Les fermes biologiques prennent également en compte le bien-être des animaux. L'usage d'antibiotiques et d'hormones de croissance est proscrit. Les soins par homéopathie sont privilégiés.

Les produits issus de l'agriculture biologique sont facilement identifiables grâce au logo AB ou au logo européen de l'agriculture biologique.

Vous trouverez ces produits certifiés bio dans les épiceries spécialisées, mais aussi dans de nombreuses grandes surfaces. Pour les fruits et légumes bio, il existe également des systèmes d'abonnement à des paniers de saison, proposés par exemple par les Amap, Campaniers, la Ruche qui dit oui, les magasins Biocoop, Naturalia...

Le saviez-vous ?

Est-ce que manger bio coûte plus cher ?

L'idée que les produits biologiques coûtent plus cher que les produits conventionnels est très largement répandue. C'est même souvent le premier argument avancé par les personnes qui n'achètent pas de produits biologiques.

Je ne vais pas vous mentir, manger bio vous coûtera plus cher si vous remplacez tous vos produits conventionnels par des produits biologiques, sans modifier vos habitudes de consommation.

Mais, je vous rassure, il est parfaitement possible de manger bio avec un petit budget, en adoptant quelques réflexes simples.

Vous pouvez, par exemple, privilégier les fruits et les légumes de saison. En raison de leur abondance, leur prix est souvent plus attractif ou égal au prix des fruits et légumes conventionnels.

Vous pouvez remplacer vos produits de base (riz, pâtes, beurre, sucre, huile, farine...) par leur équivalent bio. Vous constaterez qu'ils ont des prix proches, voire plus bas que des produits de grande marque, surtout si vous les achetez en vrac.

La viande étant un produit onéreux, vous pouvez diminuer votre consommation, en particulier de viande rouge, et opter pour des protéines végétales qui sont beaucoup moins chères.

Renoncez progressivement aux grandes marques industrielles souvent chères, et dont la composition des produits est souvent douteuse, et optez pour le fait maison. De nombreux produits sont simples à réaliser à moindres frais (confiture, yaourt, pâte à tartiner, ketchup, sauce tomate...).

Privilégiez comme boisson l'eau du robinet. Elle est très contrôlée et de bonne qualité. Cela vous reviendra beaucoup moins cher que d'acheter de l'eau en bouteille, des sodas et autres boissons sucrées.

Enfin, les fruits et les légumes bio étant particulièrement savoureux, ils seront plus nourrissants et rassasiants. Aussi, moins de risque de craquer pour des produits industriels gras et sucrés.

Pour le reste de vos courses, produits ménagers et d'hygiène, privilégiez les produits réutilisables (une éponge au lieu du papier essuie-tout, des serviettes de table en tissu au lieu de serviettes en papier, des lingettes en coton lavable pour remplacer le coton démaquillant...) et fabriquez vos produits d'entretien (je donne plus de détails dans le chapitre Je prends soin de moi et de mon intérieur).

Il y a là beaucoup d'économies en perspective, pour alléger la facture des courses.

Alors, pourquoi ne pas passer au bio ?

● OPTER POUR DES PRODUITS LOCAUX À CHAQUE FOIS QUE CELA EST POSSIBLE

En plus de développer et maintenir une activité agricole et économique locale, les produits locaux n'auront pas parcouru des milliers de kilomètres avant de finir dans nos assiettes. La planète nous en remerciera au passage ! Étant d'origine martiniquaise, j'adore les mangues, les ananas et les bananes, mais je sais que transporter ces fruits exotiques vers l'Europe a un impact écologique fort. Je réserve donc ces fruits à quelques occasions. Je les achète quand c'est la pleine saison sous les tropiques et privilégie ceux qui sont d'origine biologique.

● CONSOMMER DES PRODUITS DE SAISON

Redécouvrez les saisons des fruits et des légumes. Ils sont beaucoup plus savoureux et surtout beaucoup moins chers, car il faut beaucoup moins d'énergie pour les produire (pas d'utilisation de serres chauffées) et moins de transport pour les acheminer jusqu'à nous. Vous trouverez, en annexe, dans la boîte à outils, le calendrier saisonnier des fruits et des légumes. Vous pourrez le glisser dans votre cabas quand vous irez faire vos courses.

À la maison, nous ne consommons plus que des fruits et des légumes de saison. Au début, j'avais l'impression de me priver de ce que j'aimais le plus, comme les tomates ou les concombres, que je consommais auparavant toute l'année. Mais progressivement, j'ai redécouvert les choux et les multiples variétés de pommes, en hiver, les asperges, au printemps, les courges, en automne. Je me suis mise à consommer des pâtissons, des topinambours, des potimarrons, ce que je n'aurais même pas imaginé acheter 10 ans plus tôt, avec mon régime tomates toute l'année. Une de mes grandes fiertés est d'avoir enseigné cette notion de saisonnalité des fruits et légumes à mon enfant. Il y a quelques semaines, nous étions au restaurant et nous consultions le menu. Et là, alors que mon mari lui énumère la liste des desserts, elle nous regarde, très étonnée, et nous dit : « Mais pourquoi ils proposent des tartes aux fraises alors que ce n'est même pas la saison des fraises ? Elle avait vu juste, notre petite puce, nous étions en plein mois d'octobre.

En général, j'achète les fruits et les légumes de saison dans une épicerie spécialisée en agriculture biologique ou directement chez un producteur qui pratique une agriculture « raisonnée ». Ma fille a beaucoup de plaisir à m'accompagner et à découvrir des fruits et des légumes inhabituels, comme les rutabagas, les carottes violettes, les panais, les tomates anciennes, les topinambours... Lorsque les beaux jours arrivent, je lui propose de participer à une cueillette, faisant de ce moment une vraie aventure familiale.

● ACHETER DES PRODUITS DE BASE, DE QUALITÉ, LES MOINS TRANSFORMÉS POSSIBLE ET PRIVILÉGIER LE FAIT-MAISON

Nous réservons les plats industriels à des « dépannages ». De nombreuses recettes rapides et faciles à réaliser peuvent convenir pour le quotidien. De plus, en adoptant un mode de vie plus simple, je me suis libérée du temps que j'ai investi en partie dans l'élaboration de nos menus.

Vos plats faits maison seront incontestablement plus goûteux. Quand nous dégustons une recette maison, en famille, nous savons précisément ce que nous mangeons (pas d'additif, d'édulcorants, de conservateurs, de colorants de synthèse...). De plus, cela revient moins cher que la version industrielle, très souvent beaucoup trop salée, trop grasse et trop sucrée.

Mon astuce perso

Chaque semaine, j'élabore le menu de la semaine et le note sur un tableau bien visible dans la cuisine. Cela me prend environ 5 à 10 minutes, mais c'est du temps gagné et des angoisses en moins pour le reste de la semaine. Cela évite la sempiternelle question du soir, dès que l'on franchit le seuil de la maison : « Qu'est-ce qu'on va manger ce soir ? »

Je compose les menus à partir des produits frais disponibles et veille à utiliser en priorité les produits ayant une date de péremption courte. La plupart du temps, j'ai déjà une ou deux idées de plats pour la semaine. Il s'agit des restes des repas du week-end, que j'ai pris soin de congeler. Le week-end, en effet, je cuisine en plus grosse quantité et la semaine, il me suffit alors de réchauffer les portions restantes et le dîner est assuré. Je procède ainsi quand je prépare des lasagnes, de la soupe, du risotto, des légumineuses... Certains plats sont même plus savoureux réchauffés, comme les plats mijotés ou les soupes.

Lorsque je suis vraiment en panne d'inspiration pour les menus, je file sur Internet pour consulter mes sites de recettes préférés : www.marmiton.com, www.750g.com, www.pigut.com et www.vegemiam.fr. Il en existe de nombreux, pour tous les goûts. Le site www.mangerbouger.fr peut également aider à composer des menus équilibrés via la rubrique « fabrique à menus ». Sur ce site, on trouve également de nombreux conseils en nutrition et des idées pour faire du sport et se dépenser physiquement au quotidien. J'en dis un peu plus dans le chapitre S'organiser au quotidien pour s'alléger l'esprit et se libérer du temps.

● ACCOMMODER LES RESTES ET LIMITER LE GASPILLAGE ALIMENTAIRE

C'est un excellent moyen d'exprimer sa créativité culinaire et de ne rien gâcher. Un reste de viande de porc ou de bœuf peut être utilisé pour réaliser de délicieux samoussas ou être incorporé dans une soupe. Un reste de poulet servira à élaborer une tarte, un cake, des rillettes. Des fruits trop mûrs peuvent être la base d'un smoothie. Et pourquoi pas un gratin avec un reste de légumes ?

Ma famille raffole du pain. Nous en achetons quasi quotidiennement. Parfois, le pain n'est pas entièrement consommé et nous nous retrouvons le lendemain avec des morceaux rassis. Aussi, j'ai pris l'habitude de congeler ces petits morceaux rassis, au lieu de les jeter. Quand je dispose d'une quantité suffisante, je réalise un délicieux pudding avec des raisins secs, des pruneaux, une pointe de rhum vieux et de la cannelle. Un vrai délice pour le petit déjeuner ou le goûter.

Comme pour le pain, chez nous, il reste parfois dans le panier à fruits une ou deux bananes très mûres que tout le monde rechigne à manger. Pour éviter de les jeter, à terme, je les épluche, les coupe en rondelles et les congèle. Un autre jour, je les réutilise pour confectionner un milk-shake express. Dans mon blender, j'introduis les rondelles de bananes congelées, un peu de chocolat en poudre non sucré et du lait d'amande. En 2 minutes, j'obtiens une boisson délicieuse, à savourer au petit déjeuner ou au goûter. Ma fille a surnommé cette boisson le «Shake Banana».

Si les idées de recettes vous manquent pour valoriser vos restes, n'hésitez pas à consulter Internet. C'est une source de recettes intarissable.

De même, pour limiter le gaspillage alimentaire, veillez à consommer en priorité les aliments dont la date de péremption est proche, afin d'éviter qu'ils ne se retrouvent à la poubelle quelques jours plus tard. Soyez particulièrement vigilants sur ce point et élaborez vos menus en tenant compte de ces produits « prioritaires à consommer », car c'est en quelque sorte votre argent qui se retrouvera à la poubelle. Chaque année, on estime que chaque Français jette l'équivalent de 20 kg de nourriture à la poubelle (source consoglobe.com) ce qui représente, selon l'ADEME (Agence De l'Environnement et de la Maîtrise de l'Energie), l'équivalent de 100 à 160 euros par habitant.

Le saviez-vous ?

Comment congeler les plats faits maison ? (source : www.mangerbouger.fr)

Il est bien pratique de cuisiner en grande quantité et de congeler les restes pour gagner du temps, le soir en semaine, ou pour conserver plus longtemps des denrées. Tous les aliments peuvent être congelés, sauf les pâtisseries à base de crème, les gâteaux secs et les œufs.

Les bonnes pratiques consistent à :

• Laisser refroidir les aliments avant de les mettre au congélateur. Cela évitera une surconsommation en énergie de votre frigo ou de votre congélateur pour abaisser la température du plat.

• Bien noter sur le contenant la date de mise au congélateur.

• Préférer des contenants plastiques exempts de bisphénol A ou opter pour des contenants en verre. Pour ces derniers, il vaut mieux ne pas les remplir à ras bord avec des liquides, pour éviter que le récipient ne se casse pendant la congélation.

• Ne jamais recongeler un produit décongelé. Cela favorise la prolifération de bactéries et peut provoquer de graves intoxications alimentaires, si des bactéries pathogènes se développent. Plus il y a de décongélation/recongélation et plus les bactéries se multiplient.

• **Consommer les plats faits maison congelés dès que possible. Pour s'y retrouver, voici la durée maximum de conservation au congélateur.**

Viandes et poissons : 3 mois
Pain : 3 mois
Fruits : 6 mois
Légumes : 10 mois
Beurre : 6 mois

OPTER POUR LES PRODUITS EN VRAC

Vous trouverez de nombreux produits vendus en vrac dans la plupart des épiceries biologiques (céréales, riz, pâtes, lentilles, biscuits, noix, fruits secs, sucre, semoule...). L'offre de produits ne cesse d'augmenter. Aussi, plus on achètera en vrac et plus l'offre se développera, y compris pour les liquides. L'épicerie biologique Day-by-Day, en a même fait sa spécialité. Tous les produits disponibles dans le magasin sont vendus exclusivement en vrac. À noter que certaines grandes surfaces, à l'exemple d'Auchan, proposent également quelques produits en vrac, mais pas nécessairement bio.

Les produits en vrac sont en général de très bonne qualité et sont beaucoup moins chers que les mêmes produits emballés. Vous ne payerez pas, en effet, le prix de l'emballage et le coût de publicité, ce qui peut représenter environ 20 % du prix d'un produit agroalimentaire et c'est aussi un bon moyen de réduire la quantité de déchets dans nos poubelles, car de nombreux emballages restent encore non recyclables.

En général, j'achète en vrac du riz, des pâtes, des céréales pour le petit déjeuner, des fruits secs, des légumineuses, du sucre complet, du thé... Il m'est encore difficile de trouver des liquides en vrac, comme la sauce de soja, le vinaigre, le lait... Pour ces produits, j'opte pour un contenant en verre ou un Tetra Pack® que je pourrai recycler.

Le système en vrac a été pour moi une vraie révélation. Outre les économies réalisées, cela m'a permis d'acheter de nouveaux produits en petites quantités, pour « tester ». C'est ainsi que j'ai pu faire découvrir à ma famille le quinoa, le boulgour, la lentille corail, les baies de goji, les graines de courges, et bien d'autres choses encore, allant progressivement vers des menus plus équilibrés, bio et diversifiés, et tout cela à moindre coût. Parallèlement, la découverte de ces nouveaux produits nous a amenés naturellement à réduire notre consommation de viande et à réaliser des économies significatives sur le budget alimentation. Nous avons gagné en qualité nutritionnelle, sans sacrifier notre porte-monnaie.

Mon astuce perso

Pour limiter encore plus mes déchets, quand je vais faire les courses, j'emporte avec moi mon cabas et mes propres contenants réutilisables (sacs en tissus, récipients en verre) pour recueillir céréales, fruits, légumes, sucre, légumineuses, fromages... achetés en vrac. En rentrant à la maison, je les transvase dans des bocaux hermétiques en verre. Ce comportement est beaucoup plus écologique que d'utiliser les sachets en papier proposés, car ceux-ci finiront tôt ou tard à la poubelle. Vous trouverez des sacs en tissus bio, légers, réutilisables et de tailles diverses dans les enseignes d'alimentation bio type Biocoop, Naturalia, La Vie Claire, ou sur des sites tels que www.sans-bpa.com, www.greenweez.com, www.presentdurable.fr. Sur le site www.sans-bpa.com, vous pourrez également acheter des sacs à pains et des contenants en verre réutilisables. Si vous êtes créatifs, vous pouvez aussi fabriquer vous-mêmes vos sacs réutilisables, avec des chutes de tissus, par exemple.

MOINS DE VIANDE ET PLUS DE PROTÉINES VÉGÉTALES

Dans notre famille, nous avons diminué progressivement notre consommation de viande et avons varié les plaisirs en consommant des produits différents selon les saisons. Nous avons commencé par remplacer un repas carné par un repas sans viande avec, par exemple, une salade de lentilles vertes (que ma fille adore !) avec du boulgour ou une quiche de légumes et des tartines de houmous... Nous avons entrepris ce changement d'habitude pendant la saison estivale, car c'était beaucoup plus facile d'opter pour des salades composées, des tartines gourmandes le soir. Nous avons poursuivi ensuite l'expérience en automne, en mettant au menu du soir des soupes de légumes, des céréales semi-complètes avec des légumes sautés ou des légumineuses. Ensuite, progressivement, c'est devenu normal de se régaler régulièrement de plats végétariens. En fait, ce qui est important, c'est de varier les plaisirs et de colorer l'assiette pour toujours avoir envie de passer à table.

En consommant moins de viande, j'ai pu constater que ma digestion était beaucoup plus légère et que je ne souffrais plus du fameux coup de barre après le repas. Par ailleurs, notre budget de courses a diminué de 10 % environ : la viande et les charcuteries étant les produits les plus chers du panier de courses.

UTILISER LES HERBES AROMATIQUES ET LES ÉPICES

Je suis devenue une vraie fan des herbes aromatiques et des épices. Un brin de coriandre, quelques feuilles de basilic, une pincée de curry, d'épices tandoori, une touche de piment doux, et votre plat est transformé. Mon herbe aromatique préférée est la coriandre. J'en mets presque partout : quelques feuilles ciselées sur les soupes, les salades, dans les légumes sautés. En plus de rehausser la saveur d'un plat, les épices et les herbes aromatiques évitent de trop saler et apportent de nombreuses vitamines. Alors, sans hésitation, consommez-les sans modération.

Mon astuce perso

Pour conserver les herbes aromatiques fraîches le plus longtemps possible, dès que je rentre des courses, je les rince puis les égoutte. Je les enveloppe ensuite dans un torchon ou dans un petit sac en tissu légèrement humide et les place dans le bac à légumes du réfrigérateur. Je les conserve ainsi une semaine, voire une semaine et demie.

● ACHETER JUSTE LE NÉCESSAIRE

Pour cela, deux règles simples à suivre : faire une liste de courses avant de partir et ne pas faire ses courses quand on a faim. Sinon, il y a de fortes chances que vous vous laissiez tenter par tous les produits du magasin. (J'en parle un peu plus dans le chapitre S'organiser au quotidien pour s'alléger l'esprit et libérer du temps.)

● NE PAS S'ENCOMBRER DE MULTIPLES ACCESSOIRES DE CUISINE ET PRIVILÉGIER LES MATÉRIAUX SAINS ET DURABLES

Pour réaliser des recettes simples, saines et savoureuses au quotidien, il n'est pas nécessaire d'acquérir le dernier robot à la mode « qui fait tout » ou les derniers gadgets pour cuire les œufs aux micro-ondes, couper les tomates en forme de fleurs, tailler les carottes... En réalité, peu d'ustensiles et d'appareils culinaires sont indispensables pour cuisiner au quotidien. Si, à chaque fois que vous commencez à cuisiner, vous devez sortir un tas de petits appareils électroménagers pour émincer, hacher, mélanger, chauffer ou découper quelque chose, il est fort à parier que vous le ferez les premiers jours, sous l'effet de la « nouveauté », et que vous le ferez sans votre nouvelle machine, quelques mois plus tard. Ces appareils, qui vous auront coûté plus ou moins cher se retrouveront au final dans un placard, rejoignant la pile des autres appareils que vous n'utilisez déjà plus. Alors, faites le ménage dans vos placards. Ne conservez que ce qui vous est réellement utile au quotidien. Donnez ou vendez tout ce que vous n'avez pas utilisé plus de 2 fois dans l'année. Faites de même avec ce que vous rechignez à utiliser, du fait de la corvée de nettoyage après utilisation.

Outre quelques casseroles, plats, moules et poêles, je dispose de peu d'équipements dans ma cuisine : une balance, un blender (mon équipement préféré), un mortier, un batteur électrique, et cela me suffit amplement. Avec un peu d'imagination, il est aisé de convertir un objet en un autre. Par exemple, un verre peut largement faire office d'emporte-pièce.

Pour la batterie de cuisine, je privilégie les ustensiles en verre, en inox, en acier émaillé ou en céramique. Ils coûtent un peu plus cher, mais durent plus longtemps que leur équivalent en plastique. De même, j'ai choisi des poêles en inox ou en céramique, plus sains que les poêles avec un revêtement PTFE (toxique) ou en PFOA (toxique et cancérigène).

LA ZEN ATTITUDE POUR LES COURSES ALIMENTAIRES

Faire les courses peut s'avérer une vraie corvée quand il s'agit de se rendre au supermarché, avec des enfants, aux heures de pointe. À croire que toute la ville s'est donné rendez-vous à la même heure pour une course infernale de chariots. On peine à retrouver les produits (et oui, les rayons n'arrêtent pas d'être déplacés), les enfants veulent tout ce qu'ils ont vu à la télé, et on commence sérieusement à s'énerver devant la queue à la caisse qui n'avance décidément pas.

Pourquoi ne pas repenser la façon de faire ses courses pour gagner en sérénité et en temps ? Voici quelques astuces pour que les courses deviennent un moment beaucoup plus plaisant.

. DÉFINIR LA FRÉQUENCE DES COURSES (MENSUEL, HEBDOMADAIRE...)

Planifier ce moment dans les agendas et établir un budget. Dans la mesure du possible, j'évite de faire de multiples « petites » courses, en « dépannage ». J'anticipe et n'attends pas d'avoir les placards vides pour réagir. C'est le meilleur moyen d'exploser son budget, car on passe alors pratiquement tous les soirs chez l'épicier acheter les produits manquants, et comme, en plus, on a faim, on se fait avoir par les produits en tête de gondole en les rajoutant dans notre panier.

. AVANT DE PARTIR, FAIRE UN INVENTAIRE DE CE QUI MANQUE ET DRESSER UNE LISTE DES BESOINS

Le mieux étant de mettre à disposition de la famille un tableau des produits récurrents à cocher, lorsqu'ils sont en rupture. La liste sera actualisée par tous et vous n'aurez plus qu'à récupérer ce document prêt pour l'emploi.

L'autre possibilité zéro déchet est d'utiliser des applications gratuites et pratiques comme Bring ! Avec cette application très pratique.

. FINI LES PRODUITS QUE L'ON A OUBLIÉ D'ACHETER OU LES PRODUITS ACHETÉS EN DOUBLE

Si vous avez partagé la liste de courses avec votre conjoint, il peut, à tout moment, ajouter ou retirer un article, en temps réel. La liste des courses se met à jour automatiquement.

. FINI LES ERREURS SUR LA MARQUE À PRENDRE OU LA QUANTITÉ D'ŒUFS À ACHETER POUR LE CLAFOUTIS DE DIMANCHE MIDI

Pour chaque article, il est possible de spécifier des commentaires. Il est alors facile de déléguer les courses à son conjoint !

Pour être honnête, j'étais assez sceptique quand mon mari m'a présenté cette application. C'était sans doute une réaction primitive d'anti-changement de ma part, allez savoir ! Mais, je dois avouer que, depuis que nous l'utilisons, faire la liste des courses est devenu un vrai jeu d'enfant. Tout le monde y contribue. C'est du temps gagné, des oublis en moins et plus de sérénité au quotidien !

. PRÉFÉRER LES ÉPICERIES OU SUPERMARCHÉS DE QUARTIER AUX GRANDS HYPERMARCHÉS

J'ai choisi de faire de mes courses, principalement, dans mon épicerie bio de quartier au lieu des hypermarchés de mon secteur. Au début, je craignais de faire flamber mon budget, mais, je me suis rendu compte que les articles sont à des prix équivalents, voire moins chers, en particulier lorsqu'on privilégie des produits de base en vrac et des fruits et légumes de saison. Je suis également beaucoup moins tentée par les produits en tête de gondole, car il y a beaucoup moins de références, et je me concentre alors sur les produits de base. Je gagne aussi du temps, car j'y vais à pied, munie de mon cabas (pas besoin de tourner en voiture avant de trouver une place libre pour me garer), j'effectue moins d'aller et venues dans le magasin, qui reste à taille humaine, et, surtout, je n'attends quasiment pas à la caisse. Au final, c'est du temps et de l'argent gagné pour ma famille et moi.

. OPTER POUR LA LIVRAISON À DOMICILE DES PRODUITS DE BASE

Aujourd'hui, de nombreux supermarchés et sites marchands proposent de réaliser des courses en ligne, avec des créneaux de livraison à domicile pouvant aller jusqu'à 22 heures. En général, vous pouvez créer une liste de produits types, à moduler suivant vos besoins. Si vous avez oublié un article, vous pouvez, en général, modifier votre commande jusqu'à quelques heures avant la livraison.

Nous avons beaucoup utilisé ce service lorsque j'étais enceinte et lorsque ma fille était encore petite. De plus, certaines enseignes proposent même des réductions sur le prix de la livraison, voire la livraison gratuite, pour les femmes enceintes et les parents de nourrissons. Nous avons trouvé de nombreux avantages à cette formule.

1 / Pas de courses à transporter, donc moins de risques de se faire mal au dos (surtout quand on est enceinte).

2 / Moins de risques d'attraper les rhumes, gastros et autres maladies en hiver (en particulier pour nos petits).

3 / On peut faire ses courses à toute heure de la journée et de la nuit (pourquoi pas, en cas de grosse insomnie). C'est autant de temps libéré pour le week-end.

4 / Pas de crises des tout-petits devant notre refus d'acheter des bonbons ou les dernières céréales vues à la télévision.

5 / On peut lire les étiquettes aisément via la fonction loupe et comparer les produits sans le bla-bla marketing.

6 / On achète juste le nécessaire et on ne se laisse pas influencer par les produits en tête de gondole.

7 / Les courses sont rapides, grâce à la liste de produits préenregistrée.

8 / On peut plus facilement déléguer cette tâche, car notre conjoint rechignera moins à faire les courses tranquillement devant un PC qu'à pousser un chariot dans un supermarché, avec un ou des enfants surexcités.

9 / Avant de partir en vacances, on peut commander les courses sur Internet et programmer la livraison le jour du retour à la maison, ou le lendemain. Nous apprécions beaucoup ce service, car cela nous évite de nous lancer dans la corvée des courses alors que nous n'avons qu'une envie, récupérer du trajet des vacances.

Les courses sur le web sont vraiment très pratiques, surtout quand les enfants sont petits. Toutefois, le seul bémol que je note est la quantité phénoménale d'emballage utilisée pour protéger les produits. Les enseignes de courses en ligne ont encore des efforts à faire sur ce point !

UNE ALIMENTATION SAINE POUR NOS ENFANTS, ET PAS QUE...

L'alimentation des bébés et des enfants doit faire l'objet de toute notre attention. Ce sont des êtres en pleine croissance, dont les besoins en nutriments sont importants. Les enfants sont aussi les plus sensibles aux toxines et autres produits chimiques pouvant se trouver dans l'alimentation. Enfin, c'est lorsque l'on est petit que l'on acquiert de bonnes habitudes alimentaires. Alors, nous, parents, exigeons la qualité !

La meilleure alimentation pour les nourrissons reste sans aucun doute le lait maternel qui comporte tous les nutriments nécessaires au développement et à la croissance de l'immunité de bébé.

Mais, dans la vraie vie, pour l'avoir vécu moi-même, il n'est pas toujours facile d'allaiter ou de poursuivre l'allaitement aussi longtemps que l'on souhaiterait.

Parfois, pour des raisons physiologiques, on ne dispose pas de suffisamment de lait, le sein est douloureux en raison des crevasses formées. Parfois, on doit reprendre le travail et il n'est pas possible de s'absenter pour nourrir bébé ou pour tirer son lait. Parfois, on ne souhaite tout simplement pas allaiter, par choix personnel.

Chaque femme a son histoire et ses raisons. Il n'y a pas de bonne ou de mauvaise façon de faire. Votre choix est nécessairement le bon, et personne n'a le droit de vous culpabiliser ou de le critiquer. L'essentiel, c'est que votre bébé soit nourri avec une alimentation de qualité et qu'il reçoive tout votre amour.

À défaut de donner du lait maternel à mon bébé, j'ai opté pour des laits infantiles issus de l'agriculture biologique. Le caractère biologique de ces laits garantit que le lait provient d'une vache qui n'a pas reçu de traitement antibiotique, que sa nourriture est exempte de pesticides, herbicides, insecticides, OGM ou autres substances nocives pouvant se retrouver dans le lait. Ces laits sont de qualité supérieure avec davantage d'acides gras essentiels (oméga 3 et oméga 6). Ils ne comportent pas non plus d'additifs chimiques ou d'agents de conservation et sont très contrôlés. Contrairement à une idée reçue, ces laits bio ne coûtent pas plus cher que les laits traditionnels, disponibles en pharmacie ou en grande surface.

Lorsque vous choisissez le lait infantile, vérifiez qu'il ne comporte pas d'huile de palme. L'huile de palme a, en effet, une teneur élevée en acides gras saturés, ce qui contribue au développement de maladies cardiovasculaires. Elle a tendance à « encrasser » les artères. Autrement dit, à éviter absolument pour vos chérubins. À la place de l'huile de palme, il vaut mieux privilégier les laits infantiles avec une composition à base d'huile de tournesol, de coco ou d'amande. Selon Candice Levy, naturopathe et auteur du livre Quels laits pour mon bébé ?, publié aux éditions Le Souffle d'Or, l'huile de coco contient des acides gras relativement proches du lait maternel. Il contient également de l'acide laurique, également présent dans le lait maternel, qui contribue à stimuler les défenses immunitaires de l'enfant.

Ma fille a consommé du lait infantile bio de la marque Prémilait, sans huile de palme, fabriqué en France et contenant de l'huile de coco. Elle adorait son lait et a continué à le consommer jusqu'à 4 ans environ. Ensuite, toute la famille est passée aux laits végétaux : lait d'amande (notre préféré, que nous fabriquons désormais à la maison), lait de riz, lait d'épeautre, lait de noisette, lait de soja. Cela a beaucoup soulagé mon mari qui avait beaucoup de mal à digérer le lait de vache.

Vous trouverez les laits infantiles biologiques dans les magasins biologiques spécialisés (La Vie Claire, Naturalia, Biocoop...) ou dans certaines grandes surfaces, au rayon bio.

D'un point de vue pratique, vous pouvez opter pour une commande ponctuelle en ligne ou une formule d'abonnement sur des sites bio spécialisés (www.bebe-au-naturel.com, www.natiloo.com, www.greenweez.com...) Vous serez ainsi livré à la fréquence souhaitée, directement à la maison ou en point relais. Les délais de livraison sont de 1 à 2 jours, en général. J'ai moi-même utilisé cette formule vraiment très pratique. Cela nous a évité bien des ruptures de stock. D'ailleurs, nous avons opté pour cette formule d'abonnement suite à une mauvaise expérience vécue. Nous étions tous deux déjà rentrés à la maison et, après avoir préparé le biberon de notre fille, nous avons constaté que nous avions consommé plus des trois quarts de la dernière boîte de lait. Nous étions persuadés tous les deux qu'il restait une boîte de réserve. Mais ce n'était pas le cas. Conclusion, il a fallu ressortir à la dernière minute et à heure tardive, courir au supermarché pour acheter une boîte de lait qui, en plus, n'était pas de notre marque habituelle. Nous avions trop peur de ne pas avoir suffisamment de lait pour notre fille, le lendemain. Heureusement, grâce au système d'abonnement, cette situation ne s'est plus reproduite. Nous nous procurions les couches de notre fille par ce même service d'abonnement.

À partir de 4 à 6 mois, bébé entre dans la phase de diversification. Le principe est d'introduire les aliments, les uns après les autres pour identifier notamment les éventuelles allergies. N'ayez pas peur de faire découvrir à votre enfant des saveurs diverses. Jusqu'à l'âge de 2 ans environ, les petits sont curieux et n'exprimeront pas de réticence à goûter de nouveaux aliments. Comme j'aime cuisiner, ma fille a naturellement assisté à la confection des plats, depuis sa chaise haute. Puis, progressivement, je l'ai invitée à participer à l'élaboration de recettes simples (écraser la purée, peser des ingrédients et préparer l'appareil des gâteaux, battre les œufs pour réaliser une omelette...). Je l'ai laissée toucher, goûter, sucer des morceaux de fruits, des petits bouts de fromage, des légumes... C'était une façon ludique de la familiariser avec l'alimentation, en dehors du temps du repas.

Le saviez-vous ?

Pourquoi privilégier les aliments d'origine biologique pour les enfants ?

Les enfants ont un organisme beaucoup plus vulnérable que les adultes, en raison d'un système immunitaire et digestif en plein développement. Par rapport à leurs poids, ils mangent plus au kilogramme que les adultes. Ils peuvent d'autant plus facilement ingérer nombre de pesticides et résidus chimiques contenus dans l'alimentation conventionnelle, ce qui, à terme, aurait des conséquences néfastes sur le développement de leur cerveau ou leur fertilité, à l'âge adulte.

Par ailleurs, le mode de production des produits biologiques (fruits et légumes cueillis à maturité, pas d'utilisation d'OGM, pas d'antibiotiques...) préserve les qualités nutritionnelles de l'aliment (vitamines, minéraux, oligo-éléments...), indispensables pour le bon développement de nos enfants.

Même si les petits pots industriels sont pratiques, quand on sort ou en voyage, et qu'ils sont parfaitement adaptés aux besoins nutritionnels des petits, la plupart du temps, je réalisais des « petits pots maison » pour ma fille. Cela revient moins cher et, surtout, je savais ce que je mettais dedans. C'était l'occasion de lui concocter des recettes goûteuses avec de bons légumes ou fruits bio de saison.

Pour gagner du temps dans la préparation des repas de ma petite, j'ai utilisé plusieurs méthodes en fonction de son âge.

. LORS DE PREMIÈRE PÉRIODE DE DIVERSIFICATION

Je préparais une quantité suffisamment importante de soupe, de purée ou de compote en monolégume ou monofruit. Je partitionnais ensuite en pots de 50 mL ou 100 mL, suivant l'appétit de mon enfant, et les congelais. Ainsi, je n'avais plus qu'à réchauffer ces petits pots au gré de mes besoins.

. UNE FOIS LA PREMIÈRE PHASE DE DIVERSIFICATION ACHEVÉE

J'ai commencé à présenter à ma fille des menus composés de légumes et fruits variés. À partir de là, le plus simple a été de préparer un seul repas pour toute la famille, SANS SALER. La première année, les médecins recommandent, en effet, de ne pas ajouter de sel, de sucre ou d'épices dans les plats des tout-petits et de ne pas utiliser des produits exotiques qui peuvent provoquer des allergies. Je prélevais une portion du repas pour bébé. Au début, quand ma fille ne savait pas encore manger des morceaux, je mixais la portion. À table, mon mari et moi rajoutions du sel ou des épices, à notre convenance. Notre fille était fière de manger comme nous et se sentait pleinement intégrée à la table de la famille.

N'hésitez pas à préparer, quand vous le pouvez, des plats en grande quantité et à congeler les restes. Vous les retrouverez les soirs où l'envie de cuisiner vous manquera ou quand les petits auront faim et ne pourront pas attendre, ou tout simplement, les soirs de semaine, pour gagner du temps.

Quel que soit leur âge, veillez à proposer aux enfants des repas équilibrés au cours de la semaine, bio, le plus souvent possible. Simplifiez leur alimentation en leur proposant des aliments peu ou pas transformés et sans additifs.

Parce que nos enfants ont des besoins spécifiques en acides gras essentiels, je suis particulièrement attentive aux huiles que j'incorpore dans les plats. Je choisis une huile plutôt riche en oméga 3. Quand ma fille était bébé, j'utilisais de l'huile de cameline, riche en oméga 3. Ensuite, j'ai varié les huiles en prenant de l'huile de colza, d'onagre, d'olive, de bourrache, de noix et de lin, comme pour le reste de la famille.

Mon astuce perso

À mon sens, investir dans les robots cuiseurs-mixeurs ou multifonctions adaptés à la préparation des repas de bébé est inutile. Un robot classique suffit, voire une simple casserole et un blender, pour mixer les préparations. Les proportions préparées dans ces robots spécialisés deviendront vite insuffisantes et votre enfant passera assez vite à la nourriture en morceaux. Votre équipement dernier cri ne sera sans doute pas amorti, car son prix d'achat reste relativement élevé (une centaine d'euros environ). Si vous souhaitez vraiment acquérir ce type de robot, pensez aux brocantes, aux dépôts-ventes ou à des sites marchands comme Priceminister, pour les acheter moins cher.

Ma fille restant à la garderie du soir, elle emporte son sac à goûter, tous les matins. Je prépare avec beaucoup de soin son « quatre heures » et, pour éviter de me poser la question du contenu tous les matins, je prépare le menu « goûter » en même temps que le menu des repas de la famille. Traditionnellement, je mets dans sa boîte à goûter des fruits frais de saison, des smoothies faits maison, des bâtonnets de légumes (concombre, carotte...), des yaourts, des compotes ou des fruits secs (amandes, noix, raisins secs, cranberries...). Je complète par une tartine de pain beurrée et un carré de chocolat, ou une tartine avec un peu de confiture, de la purée de cacahuète ou encore de la pâte à tartiner maison (je vous livre la recette préférée de ma fille dans la partie De vrais petits chefs en herbe.) Une fois par semaine, je lui glisse une vraie gourmandise pour le plaisir (crêpe, gâteau fait maison...) Les choses simples sont souvent les meilleures, n'est-ce pas ?

Et dans la vraie vie...

Dans notre famille, nous n'interdisons pas les goûters industriels (biscuits, barres chocolatées, chips, viennoiseries...), mais ceux-ci restent exceptionnels (maximum une fois par semaine). Ces produits sont, en effet, souvent trop riches en sucre et bien trop gras. À terme, nos enfants s'habituent à ces gourmandises hyper sucrées et, le sucre appelant le sucre, ils réclament alors de plus en plus de produits sucrés. À long terme, c'est le risque de développer des maladies comme l'obésité infantile ou le diabète qui guette.

Au moment des courses, nous faisons particulièrement attention à sélectionner les biscuits les moins gras (surtout sans huile de palme) et les moins sucrés possible, et de préférence bio pour limiter les additifs et les colorants (les fameux E) dont les effets nocifs sur la santé ont été prouvés. Cela ne fait pas toujours plaisir à notre fille qui préférerait des biscuits plus populaires, comme ceux de ses copines. Mais nous lui expliquons nos choix en utilisant notamment l'application mobile Yuka, et la frustration est vite oubliée.

Bien sûr, il n'est pas non plus question d'interdire les gâteaux et les bonbons. Ces petites douceurs font aussi partie de l'enfance. Mais, la plupart du temps, je préfère préparer les gâteaux moi-même. Comme les recettes sont souvent trop sucrées, je diminue d'un tiers la proportion de sucre indiquée. Toute la famille participe joyeusement à la préparation et ma fille est particulièrement fière de déguster, au goûter, le gâteau qu'elle a préparé.

En ce qui concerne les bonbons, nous avons adapté une règle inspirée d'une tradition suédoise, le lördagsgodis. Selon la tradition suédoise, les enfants sont autorisés à manger des bonbons à volonté le samedi, mais le samedi uniquement ! Chez nous, nous suivons le lördagsgodis, à la seule différence que le nombre de bonbons est limité à 3 et de préférence au dessert, à la fin du repas. Les bonbons, c'est donc oui, mais uniquement le samedi et en nombre limité. Ma fille a parfaitement intégré cette règle et ne réclame aucun bonbon les autres jours ; elle oublie même parfois d'en demander le samedi. Et ce n'est pas nous qui allons le lui rappeler !

Le saviez-vous ?

Avez-vous remarqué comme nos enfants sont excités, ne tiennent pas en place, voire frisent l'hyperactivité, après une forte consommation de bonbons ?

Malheureusement, ce n'est pas le fruit de notre imagination de parents, mais bien une réalité. L'étude de Southampton, menée par McCann et al., publiée en 2007 dans le prestigieux journal médical The Lancet est sans appel quant aux résultats : la consommation de certains mélanges de colorants artificiels et de conservateurs contenus dans la plupart des bonbons industriels tend à augmenter les comportements d'hyperactivité chez les enfants. Cette étude a été mandatée par l'agence britannique des normes alimentaires, la Food Standards Agency (l'équivalent de notre agence de sécurité sanitaire des aliments en France).

L'expérience a été menée pendant 6 semaines auprès de 153 enfants âgés de 3 ans et de 144 enfants âgées de 8 à 9 ans. Les enfants ont été pris sur l'ensemble de la population et sont de milieux sociaux divers. Aucun enfant ne présentait de troubles d'attention et ne suivait de traitement médical contre le trouble déficitaire de l'attention avec hyperactivité (TDAH).

Pendant l'étude, une partie des enfants a reçu une préparation contenant différents colorants que l'on retrouve traditionnellement dans les bonbons, tels que la tartrazine (E102), le jaune de quinoléine (E104), le jaune orangé (E110), la cramoisine (E122), le Ponceau 4R (E124), le rouge Allura AC (E129), et un conservateur, le benzoate de sodium (E211). Cette mixture comportait une dose de colorants artificiels équivalente à 2 ou 4 paquets de 56 g de bonbons.

Les autres enfants ont reçu une préparation placebo de jus de fruits naturels. Ni les enfants, ni les parents, ni les adultes chargés de la surveillance des enfants ne savaient quels étaient les préparations avec additifs industriels ou le placebo. Des tests ont été mis en place pour mesurer régulièrement le niveau d'hyperactivité, l'impulsivité et les troubles de l'attention des enfants. Les résultats montrent que chez les enfants ayant absorbé le « cocktail de colorants et de conservateur », le degré d'hyperactivité a considérablement augmenté, et cela même si les enfants n'avaient pas consommé l'intégralité de la boisson.

Ces résultats édifiants nous invitent donc à être particulièrement attentifs à la composition des bonbons que nous achetons pour nos enfants. Plus les bonbons sont de couleurs vives (ce qu'affectionnent particulièrement nos chérubins), plus il y a de risques d'y retrouver ces maudits colorants et conservateurs.

Aujourd'hui, malgré les résultats de cette étude, l'Autorité européenne de sécurité des aliments (EFSA) n'a pas interdit ces additifs chimiques ni réévalué la dose journalière acceptable de ces produits.

De mon côté, j'ai décidé de ne pas attendre la contre-étude de l'EFSA pour agir et appliquer le principe de précaution. J'ai commencé par scruter la composition des paquets de bonbons qui étaient dans mon placard et j'en ai jeté 99 %. Ensuite, je suis partie à la recherche de nouveaux bonbons plus sains, sans arômes artificiels. Je commençais sérieusement à désespérer d'en trouver, sans tous ces « nuisibles », quand je découvris la marque YumEarth.

La marque de bonbons et sucettes YumEarth a été inventée par deux papas américains, Sergio et Rob, qui voulaient créer des bonbons délicieux, sains, naturels et sans produits chimiques. Après plusieurs mois, ils ont mis au point leurs premiers bonbons et ont commencé à les commercialiser. Ces bonbons, de vraies douceurs pour le palais, sont faits avec des arômes naturels de fruits et ne comportent pas de colorants artificiels ni d'huile de palme. Ils sont sans OGM, sans sirop de maïs, sans sulfites et sans gélatine d'origine animale. Les sucettes sont de vrais délices, pour les petits comme pour les grands. J'y succombe aussi, avec modération !

DE VRAIS PETITS CHEFS EN HERBE

Enfant, j'adorais cuisiner avec ma mère. Au début, je me contentais de la regarder puis, progressivement, ma mère m'a confié des « petites responsabilités », comme casser les œufs, peser les ingrédients, mélanger l'appareil à gâteau. Je me souviens encore de cette bonne odeur de gâteau dans le four, du bon goût de la pâte et de ma maman, étonnamment calme malgré le bazar dans la cuisine, me livrant ses petits secrets pour sublimer une recette. Ces souvenirs sont mes madeleines de Proust. À chaque fois que j'y repense, je me sens bien. Très rapidement, j'ai pu réaliser quelques recettes simples toute seule comme les crêpes pour le goûter de la famille, et j'en étais très fière.

Adolescente, j'ai continué à cuisiner, mais mon public s'était élargi. Avec mes cousines et mes amies qui habitaient non loin de chez moi, nous avions instauré un rituel. Tous les vendredis après-midi, jour de fermeture de notre collège, nous nous invitions chacune à notre tour, pour cuisiner nos recettes préférées. Nous dégustions ensuite le repas préparé ensemble. Je ne vous raconte pas les fous rires, les recettes inédites testées (et parfois ratées !) ainsi que les secrets racontés lors de ces moments.

Tous ces bons moments m'ont donné envie, très tôt, de cuisiner avec ma fille. Je l'ai initiée à la cuisine vers l'âge de 2 ans. Aujourd'hui, à chaque fois que je lui propose cette activité, elle est ravie et court enfiler son tablier.

En fait, les enfants adorent cuisiner. C'est une activité ludique où tous leurs sens sont en éveil. Ils peuvent voir des aliments de toutes les couleurs, les toucher, les sentir et, encore mieux, les goûter.

En cuisine, ma fille a commencé par faire des choses simples, comme écraser des aliments cuits, mélanger certains ingrédients pour confectionner un gâteau, dorer une pâte à l'aide d'un pinceau enduit d'œuf et, petit à petit, elle a appris à couper, à utiliser l'économe, la spatule, en toute sécurité... Les premiers temps, j'ai veillé à lui donner des ustensiles adaptés à ses petites mains, et surtout non dangereux (couteaux pour enfants, petites fourchettes et petites cuillères, bol de taille raisonnable, économe sécurisé avec la lame protégée...). Et à mesure qu'elle grandissait et que ses gestes devenaient plus précis, je lui fournissais de « vrais ustensiles », à savoir ceux que j'utilise moi-même au quotidien (couteaux d'office, fouet...).

N'ayez pas peur de cuisiner avec vos enfants. Certes, le temps de préparation sera plus long, il y aura sans doute un peu plus de bazar dans la cuisine, mais ce temps d'échange avec eux est précieux. Pour que ce moment se passe dans la bonne humeur, choisissez un moment où vous avez du temps devant vous (au moins 2 bonnes heures). Cela peut se faire les jours de pluie, par exemple, ou les jours où vous vous sentez particulièrement disponibles pour leur apprendre de nouvelles choses. Achetez-leur ou confectionnez-leur très tôt un tablier à leur taille.

Les enfants se sentent vite valorisés lorsqu'ils réussissent à casser les œufs, mélanger les ingrédients, pétrir une pâte avec les mains ou couper des morceaux de fruits... Ils sont encore plus fiers de déguster ce qu'ils ont préparé. C'est aussi un bon moyen de les faire goûter de nouvelles saveurs. Combien de fois j'ai surpris ma fille goûtant un légume, un fruit ou un bout de fromage dont elle jurait détester le goût.

Cette activité leur permet également de développer leur motricité fine. Pendant ces « ateliers de cuisine », j'insiste également sur les règles de sécurité et d'hygiène à observer. J'en profite aussi pour donner quelques informations sur les aliments inconnus. Ma fille acquiert ainsi du vocabulaire et comprend que les aliments viennent du monde vivant.

N'attendez plus, faites de la cuisine un moment de complicité et de créativité avec vos enfants. Laissez-les expérimenter et faire évoluer quelques recettes simples. Vous serez surpris !

Vous pouvez créer avec vos enfants un petit livre de recettes, que la famille enrichira au fur et à mesure. Quelques dessins d'enfants sur le thème de la cuisine pourront servir à l'illustrer.

Et si vous voulez cuisiner à quatre mains avec votre enfant, sans la corvée de nettoyage, ou acquérir des techniques professionnelles et partager un bon moment avec vos cuisiniers en herbe, il existe des cours de cuisine, comme ceux de L'atelier des sens. Cette société propose des ateliers de cuisine spécialement conçus pour les enfants (à partir de 4 ans) et les parents. Ma fille et moi avons participé récemment à un cours de fabrication d'éclairs au chocolat. Nous avons toutes les deux adoré. Ma fille était très fière d'avoir réussi à réaliser un de ses desserts préférés et n'a pas manqué de rapporter ses créations à la maison pour que toute la famille les déguste. Comme moi, elle a été très attentive durant le cours pour capter le maximum d'informations du chef pâtissier. En sortant de cette activité, elle n'avait qu'une question « Est-ce qu'on peut y retourner demain ? »

Voici quelques recettes simples que je réalise régulièrement avec ma petite « chef en herbe » à la maison.

LES RÈGLES D'OR À RAPPELER AVANT DE COMMENCER LA RECETTE

1 / Demandez aux enfants de bien se laver les mains.

2 / Proposez-leur un tablier pour ne pas se salir.

3 / Énoncez clairement la recette que vous allez réaliser ensemble.

4 / Rappelez les règles de sécurité : le four doit être utilisé uniquement par l'adulte accompagnant ; utilisez la planche à découper pour découper les morceaux d'aliments, les ciseaux et/ou les couteaux sont à utiliser avec précaution pour ne pas se blesser ou blesser quelqu'un.

5 / L'adulte vérifiera les quantités pesées...

6 / Rappelez qu'à la fin de la recette, tout le monde participe au rangement et au nettoyage.

SCONES MOELLEUX
pour le petit déjeuner

LES INGRÉDIENTS

- → 250 g de farine (blanche ou semi-complète)
- → 50 g de beurre à température ambiante
- → 1 sachet de levure
- → 5 cuillères à soupe de lait d'amande
- → 2 cuillères à soupe de sucre
- → Une pincée de sel
- → 1 œuf

Facultatif :
des raisins secs, des pépites de chocolat, des cranberries

LA PRÉPARATION

. Préchauffez le four à 180 °C.

. Demandez au petit chef du jour de mettre dans un saladier la farine et la levure puis d'ajouter le beurre coupé en morceaux. Incorporez à la préparation le lait d'amande, le sucre et la pincée de sel. Votre enfant peut alors mélanger avec les doigts jusqu'à l'obtention d'une pâte souple. Si la pâte est trop collante, ajoutez un peu de farine. Si elle est trop sèche, une cuillère supplémentaire de lait la rendra plus souple. Votre enfant pourra ensuite former une boule avec la pâte.

. Farinez un plan de travail. Demandez au petit chef du jour d'étaler la pâte avec un rouleau à pâtisserie. Conserver une épaisseur de 2 à 3 cm. À l'aide d'un emporte-pièce ou d'un verre, votre enfant pourra découper des cercles dans la pâte. Demandez-lui ensuite de dorer le tout.

. Enfournez 10 à 12 minutes. Dégustez tiède avec de la confiture, de la pâte à tartiner maison, du miel. Accompagnez d'une tasse de thé, comme le font les Anglais. Pour les enfants, choisir les thés rooibos, sans théine. Ma fille adore le thé rooibos Elixir des petits lutins des Jardins de Gaïa. Elle prend beaucoup de plaisir à le laisser infuser. Elle peut ainsi faire comme les grands.

LE GUACAMOLE MINUTE

LES INGRÉDIENTS

→ 2 avocats bien mûrs
→ 2 tomates
on peut utiliser des variétés anciennes ou oubliées pour plus de saveur
→ 1 oignon
→ Du persil
ou de la coriandre ciselée
→ 1 pincée de curcuma
→ 2 cuillères à soupe
d'huile d'olive
→ 1 citron
→ Sel, poivre

Facultatif :
1 pincée de piment doux ou 1 à 2 gouttes de sauce piquante

LA PRÉPARATION

. Coupez vous-mêmes les avocats en deux et enlevez le noyau. Demandez au petit chef du jour de vider la chair des avocats à l'aide d'une cuillère, dans un bol ou assiette creuse.

Il pourra ensuite écraser l'avocat à la fourchette. Cette étape peut même être réalisée par des tout-petits.

. Pendant ce temps, hachez finement l'oignon, ciselez le persil ou la coriandre et coupez la tomate en petit morceau.

. Invitez votre enfant à ajouter l'oignon haché, le persil ou la coriandre ciselée et les morceaux de tomates dans l'avocat écrasé. Demandez-lui de mélanger après chaque ajout. Il pourra ensuite presser le jus de citron et mélanger à nouveau.

. Enfin, terminez en salant et en poivrant. Si vous le souhaitez, vous pouvez ajouter une pincée de piment doux. Réservez au frais pendant 1 heure minimum. Pour éviter que l'avocat ne s'oxyde, vous pouvez, le temps de la conservation, laisser le noyau de l'avocat dans le guacamole. Vous l'ôterez au moment de servir. À déguster avec du pain de campagne, des gressins...

ROULÉS AUX SAUCISSES
idéal pour l'apéro des petits et des grands

LES INGRÉDIENTS

→ 1 pâte brisée ou feuilletée, pur beurre, toute prête
→ 5 saucisses cuites ou précuites *
→ 2 jaunes d'œuf

* *vous pouvez aussi prendre des merguez, des chipolatas, des saucisses végétales ou des bâtonnets de tofu pour les végétariens*

LA PRÉPARATION

. Préchauffez le four à 180 °C. Demandez à votre enfant de piquer les saucisses crues avec une fourchette pour qu'elles n'éclatent pas à la cuisson.

. Coupez la pâte en 5 bandes. Le chef en herbe enroulera chaque saucisse dans une bande de pâte. Pour souder les deux bords, vous pouvez utiliser un peu d'eau ou du blanc d'œuf.

.Demandez ensuite au chef de couper les saucisses enroulées de pâte pour réaliser des roulés de 3 cm environ. Disposez le tout sur une plaque recouverte de papier sulfurisé.

. Dans un bol, le petit chef du jour battra les jaunes d'œuf puis, à l'aide d'un pinceau, il badigeonnera les roulés de jaunes d'œuf. Mettez le tout au four et laissez cuire 20 minutes environ.

POULET RÔTI UN BRIN ÉPICÉ

un grand classique du dimanche midi

LES INGRÉDIENTS

→ 1 poulet fermier bio
→ ½ citron bio, non traité
→ 1 cuillère à soupe de mélange d'épices tandoori*
→ 1 cuillère à soupe d'huile d'olive
→ 1 bouillon de légumes bio
→ Herbes aromatiques : persil, coriandre, herbes de Provence, thym
→ Sel, poivre

** tandoori = paprika, coriandre, fenugrec, cannelle, cumin, gingembre, girofle, ail, laurier, muscade, céleri*

LA PRÉPARATION

. Préchauffez le four à 200 °C.

. Dans un bol, faites fondre le bouillon de légumes dans environ 10 cl d'eau tiède.

. Demandez au chef en herbe d'y ajouter le mélange de tandoori, l'huile d'olive, les herbes aromatiques ciselées. L'enfant pourra mélanger la sauce d'assaisonnement entre chaque ajout. Salez et poivrez puis réservez.

. Demandez ensuite au petit chef du jour de procéder à l'assaisonnement du poulet : pressez et frottez le citron sur le poulet. À l'aide d'un pinceau de cuisine, badigeonnez le poulet avec la sauce d'assaisonnement. Laissez reposer 10 à 15 minutes pour que le poulet s'imprègne des épices.

. Enfournez le poulet et laissez cuire 40 minutes. Le mieux est d'utiliser la fonction tournebroche de votre four. À défaut, tournez le poulet tous les quarts d'heure, pour le faire dorer entièrement.

PÂTE À TARTINER MAISON
bien plus saine que la version industrielle très connue

LES INGRÉDIENTS

→ 100 g de chocolat noir à pâtissier ou au lait
→ 30 g de purée d'amande (ma préférée) ou de noisette bio (vous en trouverez facilement dans les magasins bio)
→ 4 cuillères à soupe de sirop d'agave ou de sirop d'érable
Petit plus : ½ cuillère à café de cannelle

LA PRÉPARATION

. Faites fondre le chocolat au bain-marie ou au four à micro-ondes. Réalisez cette étape à la place des plus petits, pour éviter les brûlures.

. Dans un bol, demandez au petit chef du jour de mélanger la purée d'amande ou de noisette et le chocolat fondu jusqu'à l'obtention d'une pâte homogène. Il pourra ensuite incorporer le sirop d'agave ou le sirop d'érable. Pour corser un peu le goût, vous pouvez rajouter quelques pincées de cannelle.

GÂTEAU YAOURT MOELLEUX
un classique très facile à réaliser avec les tout-petits

LES INGRÉDIENTS

→ 3 œufs
→ 1 pot de yaourt nature ou 1 pot de yaourt au soja nature ou brebis nature
→ 2 pots de yaourt de sucre en poudre
→ 2 pots de yaourt de farine
→ 60 g de beurre fondu
→ 1 sachet de sucre vanillé
→ ½ sachet de levure
→ 1 pincée de sel

La bonne idée

> 1 cuillère à soupe de fleur d'oranger

Verser une cuillère à soupe de fleur d'oranger pour plus de parfum ou une pincée de cannelle pour une petite touche d'exotisme. Vous pouvez utiliser cette base pour réaliser des cupcakes à décorer pour une activité festive avec les enfants

LA PRÉPARATION

. Préchauffez vous-même le four à 180 °C. Beurrez et farinez le moule.

. Demandez au chef du jour de vider le contenu du pot de yaourt dans un saladier puis de rajouter le sucre et le beurre fondu. Demandez-lui ensuite de mélanger énergiquement ou aidez-le à utiliser un batteur électrique.

. Il peut ensuite incorporer les œufs entiers (sans la coquille !), puis le sucre vanillé, la pincée de sel et mélanger.

. Il peut ensuite ajouter les pots de farine, la levure et mélanger délicatement jusqu'à obtenir une pâte homogène et lisse. Réalisez cette étape avec les plus petits pour éviter la dispersion de la farine partout dans la cuisine.

. Une fois l'appareil prêt, aidez l'enfant à verser la pâte dans le moule. Vous enfournerez ensuite vous-même pour éviter tout risque de brûlure. Laissez cuire 30 à 35 minutes environ.

CRUMBLE AUX POMMES ET AUX FRUITS ROUGES
pour le petit déjeuner

LES INGRÉDIENTS

→ 6 pommes bio de taille moyenne à grosse
→ 1 barquette de framboises bio
→ 1 sachet de sucre vanillé
→ 3 à 5 pincées de cannelle en poudre
→ 125 g de beurre
→ 150 g de farine
→ 50 g de noisette ou amande en poudre
→ 100 g de sucre roux

LA PRÉPARATION

. Préchauffez le four à 180°C.

. Demandez au petit chef en herbe d'éplucher et de couper les pommes en morceaux.

. Il pourra ensuite les disposer au fond d'un moule puis rajouter par-dessus les framboises. Saupoudrez le tout de sucre vanillé et de cannelle.

. Préparez ensuite avec le petit chef du jour la pâte à crumble. Pour cela, coupez le beurre en morceau et faites-le ramollir au four à micro-ondes. Dans un saladier, l'enfant pourra mélanger la farine avec le sucre roux puis incorporer le beurre fondu. Demandez-lui de malaxer la préparation directement avec les mains puis de l'émietter avec le bout des doigts pour obtenir une pâte à consistance sableuse.

. Le petit chef rajoutera cette pâte à crumble sur les fruits. L'adulte mettra ensuite le moule au four pendant 30 minutes environ. Dégustez tiède avec 1 boule de glace à la vanille.

SALADE DE FRUITS
pour le goûter

LES INGRÉDIENTS

fruits à adapter
suivant la saison

→ Au printemps
Bananes, Fraises, Abricots
Pommes, Citrons
→ En été
Fraises, Nectarines, Pêches
Cerises, Framboises, Melons
Pastèques, Feuilles de menthe fraîche, Citrons
→ À l'automne
Pommes, Raisins, Poires
Kiwis, Citrons
→ En hiver
Oranges, Pamplemousses
Clémentines, Pommes
Kiwis, Citrons

La bonne idée

Pour un goûter plus original, vous pouvez aussi fabriquer des brochettes de fruits.

LA PRÉPARATION

. Demandez au petit chef en herbe de donner un « bain » aux fruits, pour les laver. En ce qui concerne les fraises, passez-les rapidement sous un filet d'eau pour ne pas les gorger d'eau.

.Si la salade comporte des fraises, vous pouvez lui demander de les équeuter. Montrez-lui comment couper chaque fruit en toute sécurité. N'oubliez pas de prévoir une part supplémentaire de fruits, car je vous préviens que certains morceaux seront immédiatement consommés, au fur et à mesure de la préparation. Arrosez de jus de citron pour limiter l'oxydation des fruits et ajoutez quelques feuilles de menthe. Demandez à l'enfant de mélanger délicatement pour ne pas écraser les fruits et servez bien frais.

.Les fruits de saison étant déjà sucrés et pleins de saveurs, il n'est pas utile d'ajouter du sucre. Si vous souhaitez tout de même renforcer le goût sucré, vous pouvez mettre une à deux cuillères à soupe de sirop d'agave.

L'ESSENTIEL EN QUELQUES MOTS...

• Consommez de préférence des produits issus de l'agriculture biologique.

• Soyez autant que possible locavore en privilégiant les produits de votre région ou fabriqués en France.

• Consommez des produits de saison : ils sont moins chers et plus savoureux.

• Achetez des produits de base de qualité supérieure et cuisinez le plus possible : c'est le meilleur moyen de savoir ce qu'il y a réellement dans votre assiette et de baisser votre budget alimentation. Avec quelques astuces d'organisation, vous réussirez à proposer à votre famille des plats simples, savoureux et « faits maison » pratiquement tous les jours, sans trop d'efforts.

• Sublimez vos restes en élaborant de nouveaux plats. Consommez en priorité les produits facilement périssables et ceux ayant leur date de péremption proche.

• Faites une liste de course et achetez le juste nécessaire. Rappelez-vous que lorsque vous jetez des denrées non consommées, c'est votre argent que vous jetez par la fenêtre. Limiter le gaspillage alimentaire est un vrai levier pour optimiser votre budget.

• Achetez tout ce que vous pouvez en vrac : ces produits sont jusqu'à 20 % moins chers que leurs équivalents emballés, et créent moins de déchets.

• Ne vous encombrez pas de gadgets et de multiples robots culinaires. Quelques indispensables suffisent pour cuisiner des plats simples, sains et savoureux, au quotidien. Vous allégerez votre maison et ferez des économies substantielles.

• Diminuez votre consommation de viande en optant pour des protéines végétales. Réhabilitez les légumineuses, souvent mal aimées. En les associant à des céréales, vous concocterez un repas parfaitement équilibré nutritionnellement. Les avantages sont multiples : prix plus bas et impact écologique plus faible que la viande. De plus, vous y trouverez de nombreux bénéfices santé (diminution du risque de cancers, de maladies cardiovasculaires, meilleure forme, meilleure digestion...).

• Exigez la qualité pour la nourriture de vos enfants. Là encore, cuisiner soi-même est le meilleur moyen de contrôler ce qu'ils mangent.

• Pour les bébés, choisissez un lait infantile bio, sans huile de palme.

• Privilégiez les huiles riches en oméga 3 (colza, lin, noix, olive...) répondant aux besoins nutritionnels de toute la famille. Ces huiles sont de vraies richesses nutritionnelles pour les bébés, les jeunes enfants et les femmes enceintes.

• Invitez vos enfants à cuisiner avec vous. C'est une excellente activité sensorielle pour leur faire découvrir les aliments : ils pourront voir, toucher, sentir, goûter et se familiariser progressivement avec différentes saveurs.

• Cuisinez des plats simples : réussis à tous les coups, ils seront tellement bons.

CHAPITRE 4

Je prends soin de moi et de mon intérieur, au naturel

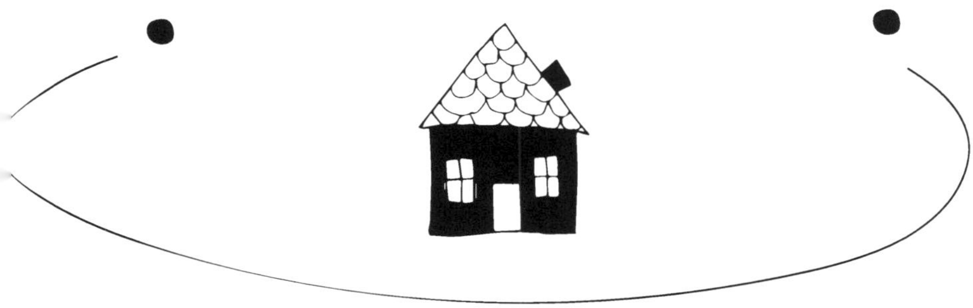

Simplifier,
c'est éliminer le superflu
pour permettre à l'essentiel
de s'exprimer.

Hans Hoffman, peintre allemand

COMPOSER UN INTÉRIEUR SAIN ET PROPICE AU DÉVELOPPEMENT DES ENFANTS

Ne dit-on pas souvent que l'intérieur d'une maison est le reflet de l'esprit de son propriétaire ? Prendre soin de son chez-soi participe activement à notre bien-être physique, mais aussi mental. Un intérieur mal entretenu, en désordre, où l'énergie ne circule pas, s'observe tout particulièrement dans les familles qui cumulent les difficultés. Il est donc vraiment important de se sentir en harmonie avec sa maison.

Par ailleurs, on n'y pense pas toujours, mais les enfants, et en particulier les très jeunes enfants, sont particulièrement sensibles à l'ordre qui règne dans leur environnement. Le docteur Maria Montessori l'a effectivement observé chez les tout-petits, de la naissance à environ 6 ans, et a nommé cette phase la période de sensibilité de l'ordre (cf. zoom sur la méthode Montessori – chapitre Élever ses enfants en toute sérénité). L'ordre est essentiel pour leur développement. Un environnement ordonné, où tout est à sa place, contribue à leur bien-être et tend à les rassurer.

Les tout-petits apprennent en effet progressivement à découvrir leur environnement, et ce n'est pas toujours évident pour eux de voir leur environnement changer en permanence. Imaginez-vous changer d'environnement (bureau, chambre, maison…) tous les jours et vivre sans repères !

Mon mari et moi veillons à ce que notre maison reste propre et ordonnée (ce qui n'est pas toujours facile avec un petit enfant). Le fait que chaque chose soit rangée à sa place donne des repères à notre fille (et à nous aussi). Lorsqu'elle demande un objet ou qu'elle cherche quelque chose, nous l'incitons à utiliser ses repères pour trouver seule ce qu'elle cherche ou veut. Elle gagne ainsi en autonomie. En nous observant, elle prend conscience de la nécessité de faire attention et de ranger ses propres affaires. Cela explique sans doute pourquoi, à l'école, elle n'a jamais perdu un pull, une chaussette ou quoi que ce soit.

Pour l'entretien de notre maison, nous utilisons uniquement des produits naturels simples, pour que l'air intérieur de notre habitat soit le moins pollué possible.

Voici quelques règles que ma famille et moi avons adoptées pour pouvoir vivre dans un environnement sain et favorable aux énergies positives.

● CELA COMMENCE PAR CHOISIR UN LOGEMENT DE TAILLE ADAPTÉE À SA FAMILLE

Nous avons choisi un logement ni trop petit ni trop grand. On pourrait penser qu'un logement aux proportions généreuses offre plus de confort. En réalité, un espace trop grand va générer un stress supplémentaire, par l'accumulation de meubles, tableaux et autres bibelots inutiles (la nature ayant horreur du vide, on s'empresse de le combler) bloquant la circulation de l'énergie. De plus, la surface supplémentaire constitue autant à nettoyer, à entretenir, ce qui peut déclencher, à terme, un sentiment de frustration ou l'impression d'être esclave de sa maison, sauf si vous disposez d'employés de maison 24h/24 et 7j/7. L'autre risque est de renoncer petit à petit à l'entretien de son habitat, découragé devant la somme de tâches à exécuter, surtout si, en plus, il faut s'occuper d'enfants en bas âge.

● PRIVILÉGIER UN ESPACE ÉCLAIRÉ PAR LA LUMIÈRE NATURELLE ET AÉRER QUOTIDIENNEMENT

Le soleil contribue à nous ressourcer de son énergie. Comme le disent les anciens, en faisant rentrer le soleil dans sa maison, on éloigne le docteur. Comme nous, la maison a besoin de bénéficier de l'éclairage du soleil le jour, pour mieux « se reposer », la nuit.

Le matin, nous avons pris l'habitude d'ouvrir grand nos volets pour faire entrer la lumière du jour. C'est une façon symbolique de saluer et d'accueillir le jour qui s'offre à nous. Cela permet également de faire entrer de l'énergie positive dans notre intérieur.

Lorsque l'on vit dans un espace éclairé par la lumière naturelle, tout au long de la journée, l'organisme synthétise de la vitamine D, ce qui contribue à nous maintenir en bonne santé. Le corps vit alors au rythme du cycle d'une journée. À mesure que la lumière s'intensifie, on gagne en vitalité puis, progressivement, lorsque la lumière diminue, notre corps se prépare doucement et naturellement au coucher. Du fait de nos environnements conditionnés par la lumière artificielle, nous avons perdu peu à peu cette sensibilité. D'où la nécessité de s'exposer à la lumière du jour quotidiennement pour se reconnecter avec ce cycle naturel jour/nuit.

Et dans la vraie vie...

Au bureau, je travaille principalement sous éclairage électrique et je suis assez peu exposée à la lumière naturelle. Alors, au moins une fois par jour, j'effectue une activité à l'extérieur (marche, déjeuner, sport, méditation...) pour m'exposer pendant au moins 15 à 30 minutes à la lumière du soleil, et cela, même en hiver. Depuis cette nouvelle habitude, je dors beaucoup mieux le soir, et je suis globalement plus détendue. Je m'aère l'esprit et me ressource avec la lumière du jour.

AÉRER QUOTIDIENNEMENT MÊME EN HIVER

J'ai aussi pris l'habitude d'aérer quotidiennement chez moi. Chaque jour, le matin au réveil ou le soir en fin de journée, j'ouvre toutes les fenêtres 10 à 15 minutes pour renouveler et assainir l'air intérieur. Ce n'est pas le moment préféré de ma famille qui s'en plaint en hiver. Mais aérer quotidiennement est d'autant plus important aujourd'hui que nos habitations sont mieux isolées et constituent donc mécaniquement un incubateur à polluants et virus.

Le saviez-vous ?

Pourquoi est-ce important d'aérer tous les jours ?

De nombreuses études ont montré que l'air intérieur des habitations est très souvent beaucoup plus pollué que l'air extérieur. Les sources de pollution dans une maison sont diverses. En cause, les composés organiques volatils (COV) émis par les meubles, les travaux de décoration, l'utilisation de bougies, d'encens et autres parfums d'ambiance. Une autre source de pollution vient du formaldéhyde contenu notamment dans les produits ménagers que nous utilisons...

Aérer permet de chasser les produits chimiques toxiques, les éventuels virus et les bactéries qui affectionnent les milieux chauds et humides. L'humidité est principalement générée par nos activités quotidiennes (respiration, linge qui sèche, cuisine, bains...). Si cette humidité est mal évacuée, il se forme alors des moisissures, à l'origine de maladies diverses, comme les allergies, l'asthme ou des réactions cutanées, en particulier chez les tout-petits qui sont particulièrement vulnérables aux virus et aux polluants atmosphériques. En plus de l'aération quotidienne, un système de ventilation mécanique contrôlé est à installer impérativement dans les pièces d'eau (cuisine, salle de bain, toilettes...), pour un renouvellement permanent de l'air dans la maison.

● OPTER POUR UNE DÉCORATION SOBRE, ÉPURÉE, REHAUSSÉE DE QUELQUES ACCESSOIRES CHALEUREUX

La mode en matière de décoration étant aussi versatile que celle observée dans le prêt-à-porter, nous avons choisi une base de décoration intemporelle, avec des coloris clairs. Nous avons beaucoup hésité à mettre des couleurs vives sur les murs, au début. Après réflexion, nous avons préféré réchauffer et personnaliser notre espace, en rajoutant quelques accessoires (coussins, rideaux, vases...) design, colorés ou vintage. Le trop étant souvent l'ennemi du bien, nous disposons de peu de meubles. Nous les avons choisis en matériaux naturels (bois, verre, lin...), bruts, nobles et respectueux de notre environnement. Pour moi, il est primordial que mon mobilier soit confortable, fonctionnel et, surtout, facilement nettoyable (les artistes en herbe essayeront, au moins une fois, de réaliser une « œuvre d'art » sur votre joli canapé).

Aujourd'hui, lorsque j'achète un nouveau meuble ou un accessoire, je pose des questions aux vendeurs sur la provenance et le mode de fabrication. Mieux vaut quelques pièces de qualité, fabriquées de manière équitable et respectueuse de l'environnement, que de nombreux objets, fabriqués en masse par des entreprises peu scrupuleuses en matière de droits et de protection de leurs employés. L'alternative est l'achat de meubles d'occasion, via les brocantes, Emmaüs, les sites collaboratifs...

Le saviez-vous ?

Le pouvoir des couleurs

Des études ont prouvé que les couleurs influent largement sur notre état physiologique et psychologique. Un intérieur où l'on ne se sent pas bien peut générer du stress et plomber le moral.

Aussi, jouer avec la couleur dans notre environnement peut nous permettre de créer et de favoriser telle

ou telle ambiance. Les mélanges de couleurs sont à utiliser avec parcimonie, au risque de saturer la pièce et de créer un sentiment de lourdeur, freinant ainsi la circulation de l'énergie.

Voici quelques indications feng shui qui permettent de jouer avec la couleur dans nos maisons pour créer des ambiances particulières.

• Dans la cuisine des touches d'orange apportent de l'énergie, stimulent l'appétit et facilitent la digestion. Le jaune invite à la bonne humeur et à la communication.

• Dans la salle à manger : quelques touches de rouge stimulent également l'appétit.

• Dans le coin salon : le bleu et le vert ont des vertus apaisantes. Le marron, le beige et les couleurs neutres sont favorables au bien-être.

• Dans la salle de bain : les couleurs froides invitent à la détente. Quelques accessoires verts peuvent rappeler la nature, ou des accessoires bleus le monde aquatique.

• Dans le bureau : l'activité intellectuelle et la création sont favorisées par le jaune ou le gris. Le violet sera utilisé pour inviter à la méditation.

QUELQUES PLANTES POUR UNE TOUCHE VÉGÉTALE

J'adore les plantes, même si, à mon grand regret, je n'ai pas la main verte (mais j'y travaille...). Les plantes apportent de la vie dans notre environnement et nous rattachent à l'élément terre. Lorsque j'achète une plante, je sélectionne des variétés robustes, qui ne demandent pas un entretien régulier ou un arrosage fréquent (sinon, bonjour les dégâts...). Certaines plantes contribuent à assainir l'atmosphère, comme le chlorophytum, le philodendron, le dracaena ou le ficus. Ces plantes dépolluantes diminuent la concentration en formaldéhyde, toluène et benzène dans les maisons.

FAIRE UN GRAND TRI 1 À 2 FOIS PAR AN POUR LIBÉRER L'ESPACE ET ALLÉGER L'ESPRIT

Une à deux fois par an, je lance l'opération désencombrement. Nous menons cette opération sur un mois, en général, pour que cela ne nous semble pas trop pénible. Je commence par un placard dans une pièce de la maison. Je passe en revue tout son contenu. Je vérifie que tout ce qui s'y trouve est régulièrement utilisé.

Si ce n'est pas le cas, je me pose les questions suivantes : Quand l'ai-je utilisé pour la dernière fois ? Pourquoi je ne l'utilise pas plus régulièrement ? Est-ce adapté à mon mode de vie ? Est-ce démodé ?

Si je me rends compte que l'objet ou le vêtement n'a pas été utilisé ou porté durant l'année écoulée, je décide de ne pas le conserver, même si c'est un cadeau (j'espère que mes proches ne m'en voudront pas trop en lisant ces quelques lignes...). Cela peut sembler cruel, mais l'amour que je porte à mes proches n'est pas en lien direct avec ces objets. À mon sens, donner une seconde vie à ces objets ou à ces vêtements, c'est mieux que de les laisser prendre la poussière dans un placard.

UNE FOIS QUE J'AI DÉCIDÉ DE ME SÉPARER DES OBJETS OU DE VÊTEMENTS NON UTILISÉS, PLUSIEURS OPTIONS EXISTENT:

1 / Vendre ces objets ou vêtements lors de vide-greniers, dans des dépôts-ventes ou sur des sites de vente d'occasion.

2 / Faire un don directement à des proches, des connaissances ou à des inconnus, via des sites de dons ou des associations caritatives

3 / Les recycler via des points relais, des associations. La mairie est une mine d'informations pour connaître les lieux de collecte.

4 / Mettre les objets aux encombrants, s'ils sont en très mauvais état. Les jours de ramassage sont, là aussi, annoncés par la mairie.

Nous passons ainsi en revue toute la maison (cuisine, salle de bain, chambres...), placard après placard. Nous faisons participer notre fille à cette opération désencombrement, en particulier quand nous nous attaquons au tri de ses affaires. À chaque fois, je suis surprise de constater qu'elle peut se séparer de certains objets plus facilement que je ne le croyais. Concernant les jouets, nous les revendons dans les dépôts-ventes et faisons régulièrement des dons à des associations, telles que Rejoué, dont le concept me plaît beaucoup. L'association Rejoué les récupère et leur donne une seconde vie. Ils sont revendus à moindre prix ou donnés à des enfants défavorisés. Le tri annuel des affaires a été un bon moyen d'initier notre fille à la solidarité et au partage. Elle a appris ainsi à ne pas trop s'attacher aux objets et à préférer la qualité à la quantité. Aujourd'hui, comme tous les enfants, elle adore les jouets. Néanmoins, elle nous demande rarement de lui acheter de nouveaux jouets sous prétexte que les copains en ont ou parce que toute l'école en parle. Elle sait parfaitement faire la différence entre un vrai jouet qui lui fait envie et les multiples gadgets marketing. Mon mari et moi sommes fiers d'elle.

Après, cette période de désencombrement, je me sens généralement plus légère, mieux dans ma peau. Il n'est pas rare de voir une situation négative se débloquer. C'est comme si le désencombrement permettait de faire à nouveau circuler l'énergie positive dans notre maison.

HALTE AUX DIFFÉRENTS POLLUANTS : LES SOINS DE LA MAISON AU NATUREL

Je suis une vraie casanière. J'aime passer du temps chez moi. C'est mon refuge. Je m'y sens bien et totalement à l'aise. J'y ai beaucoup de souvenirs. Je ne compte plus les fous rires, les diverses anecdotes et les bons petits plats partagés en famille ! Alors, pour moi, il est primordial de prendre soin de cet espace et, surtout, de le polluer le moins possible par nos activités.

Mon mari et moi veillons à entretenir régulièrement notre habitation. À chaque fois qu'un élément devient défectueux, nous le réparons ou nous le remplaçons au plus vite. Sans devenir des maniaques de la propreté, nous ne laissons pas le désordre ni la poussière nous envahir.

Nous préférons procéder à un nettoyage régulier, avec une routine bien établie, plutôt que de faire un grand ménage épisodique, qui nécessiterait de se surmotiver « pour s'y mettre ».

Cela peut sembler étrange, mais je n'associe pas forcément le ménage à une corvée. Pour moi, faire le ménage est quasiment une activité de détente ou de sport. Selon mon humeur, je peux mettre ma playlist préférée et chanter à tue-tête pendant que je frotte, lave ou dépoussière. D'autres fois, je préfère effectuer cette activité dans le calme, en pleine conscience.

Dans notre famille, tout le monde participe au ménage. La répartition des tâches ménagères est une valeur importante dans notre couple. C'était déjà le cas avant la naissance de notre enfant, et ça l'est encore plus maintenant que nous sommes parents. Pour nous, il est important que notre enfant voie autant sa maman que son papa laver la salle de bain, repasser les vêtements de la famille, préparer le linge à laver, passer la serpillère, préparer le dîner ou coudre un bouton (même si cette dernière tâche n'est pas mon point fort).

Dès que notre fille a su marcher, elle a commencé également à nous donner un « coup de main » pour ranger quelques affaires, arroser les plantes, nettoyer les vitres ou dépoussiérer les meubles. Elle est particulièrement fière de la responsabilité qui lui est confiée, elle se sent utile et cela contribue à la faire gagner en assurance. Pour que le ménage avec notre enfant se passe au mieux, sans risque d'accident, d'inhalation de vapeurs toxiques ou autres accidents domestiques, nous utilisons exclusivement des produits naturels inoffensifs (vinaigre, bicarbonate de soude, savon de Marseille...).

Lorsque le ménage est terminé, je prends le temps d'apprécier ce moment, en savourant un bon thé. Je suis, certes, un peu fatiguée, mais je me sens plus légère mentalement. C'est comme si j'avais aussi fait le ménage dans ma tête.

Pour que notre maison demeure un espace sain où il fait bon vivre, nous avons abandonné certaines habitudes. Désormais nous disons :

Stop aux aérosols, parfums d'ambiances, bougies et autres encens aux mille senteurs. Oui, il est vrai que c'est agréable d'avoir une maison qui sent bon. Pendant des années, j'ai utilisé ce type de produits dans mon salon, ma salle de bain, mes toilettes, et même dans ma voiture. Diverses publicités m'avaient conditionnée à associer « sentir bon » à « propre » et chaque pièce chez moi avait son ambiance. Mais maintenant, je dis stop à tous ces produits qui sont, en réalité, de vrais cocktails toxiques.

Je vous rassure, on peut parfaitement vivre dans un environnement propre et sain, sans ajouter cette couche de parfums nocifs. Au début, cela m'a semblé étrange, mais assez rapidement, je me suis habituée à mon nouvel espace non saturé de multiples parfums. C'était juste l'odeur naturelle de ma maison qui s'exprimait. Il était aussi devenu beaucoup plus facile d'identifier une mauvaise odeur et de régler rapidement le problème, en aérant, en nettoyant une surface contaminée ou encore en débouchant une canalisation.

Et dans la vraie vie...

Dans la vraie vie, il y a tout de même des moments où j'ai envie de créer une ambiance particulière à la maison.

Dans ce cas, je diffuse de l'huile essentielle, mais toujours en l'absence de notre fille (la plupart des huiles essentielles sont, en effet, contre-indiquées chez les enfants de moins de 6 ans et chez les femmes enceintes).

En automne et en hiver, je profite de mon four encore chaud, pour y glisser un bâton de cannelle et quelques zestes d'orange ou de citron. Au bout de quelques minutes, un parfum subtil et délicat se diffuse chez nous. Au printemps et en été, je dépose plutôt quelques pétales de fleurs (lavande, rose...) dans une coupelle.

En ce qui concerne les bougies, je ne les utilise qu'occasionnellement. Au lieu d'acheter des bougies classiques, j'opte pour des bougies en cire d'abeille ou en cire végétale (coco, soja), disponibles dans les magasins bio ou sur des sites spécialisés. Une fois la bougie éteinte, j'aère bien la pièce pour chasser les éventuels polluants.

Stop aux produits ménagers industriels. Les produits d'entretien industriels sont souvent polluants pour notre environnement et ne sont pas sans danger pour nos enfants (ingestion de produits toxiques, brûlures et autres accidents domestiques). Les tout-petits sont les plus vulnérables, car leur système immunitaire est en plein développement. De plus, ils passent beaucoup de temps dans les maisons, à respirer, quasiment au ras du sol, toutes sortes de produits chimiques. À court terme, cela peut déclencher chez certains des allergies, des troubles respiratoires, comme l'asthme, des urticaires. À long terme, ce sont des cancers, des problèmes d'infertilité qui peuvent également se développer.

À la maison, nous fabriquons nous-mêmes la plupart de nos produits ménagers. Nous utilisons uniquement quelques ingrédients de base, naturels et sans danger pour nous et notre fille. C'est simple et rapide à faire. C'est aussi une bonne alternative aux produits industriels dont la composition nous échappe. Avec quelques recettes de grand-mères, on peut faire briller sa maison du sol au plafond. C'est efficace et, surtout, les produits maison coûtent beaucoup moins cher que leurs équivalents classiques.

Voici les produits incontournables de notre ménage écolo :

. LE VINAIGRE BLANC APPELÉ AUSSI VINAIGRE DE CRISTAL OU VINAIGRE D'ALCOOL

C'est mon 1er produit d'entretien préféré. Je l'utilise pour presque tout, tant ses usages sont multiples (désinfecter, adoucir le linge, désodoriser, détacher, lutter contre le calcaire...). Le vinaigre est un produit efficace, écologique, non toxique et pas cher. Il est inutile d'acheter du vinaigre spécifique « pour ménage » dans les magasins de bricolage. Une bouteille de vinaigre premier prix, dans n'importe quel supermarché suffit amplement. L'argument marketing « vinaigre pour usage ménager » ne justifie en rien son prix exorbitant, en magasin spécialisé.

. QUELQUES ASTUCES D'UTILISATION

Notre produit magique est le nettoyant multiusage fait maison. Je le fabrique avec 1/3 de vinaigre blanc et 2/3 d'eau et verse ce mélange dans un pulvérisateur. Ce nettoyant nous sert à désinfecter le plan de travail dans la cuisine, les surfaces dans les toilettes et la salle de bain ou encore à dépoussiérer. Il est également très utile pour nettoyer les jouets des enfants sans risque d'intoxication.

Le vinaigre enlève aussi le tartre accumulé dans les bouilloires, les carafes, les cafetières, les WC, la salle de bain, et il fait briller la robinetterie. Si la surface est très entartrée, je laisse agir toute une nuit ou j'utilise du vinaigre chaud, pour aller plus vite.

Le vinaigre est mille fois mieux que l'eau de javel (qui est toxique pour nos poumons et pas du tout écologique). Lorsque nous faisons le ménage, nous versons directement du vinaigre dans la cuvette des toilettes pour détartrer et désinfecter. En général, après 10 minutes et un petit coup de brosse, le tour est joué. Si on souhaite un nettoyage plus en profondeur, on laisse agir toute une nuit.

Dans le même esprit, nous fabriquons également notre produit d'entretien des toilettes. Pour cela, rien de plus simple. Je mélange ½ verre de gros sel, 2 verres de vinaigre et quelques gouttes d'huile essentielle d'arbre à thé (optionnel). Je verse la solution dans un ancien contenant de « gel WC » (collector de mon ancienne époque « ménage industriel »). Il suffit alors, au quotidien, de verser la solution toute prête, directement sur les parois des toilettes, de laisser agir quelques minutes, et de tirer ensuite la chasse d'eau. Le rapport qualité/prix est imbattable pour faire briller les toilettes.

Le vinaigre additionné d'eau est excellent pour nettoyer les vitres et les miroirs, sans laisser de traces. Je nettoie également les sols en carrelage avec ce mélange simple et très efficace.

Une fois par mois, je fais la chasse aux bactéries dans mon frigo, en le nettoyant avec de l'eau vinaigrée additionnée d'un peu de liquide vaisselle.

Le vinaigre s'avère également très efficace pour nettoyer un four à micro-ondes. Pour cela, je mets juste un bol ou un verre contenant un peu de vinaigre à bouillir dans le four. La vapeur dégagée va permettre de décoller les résidus de gras. Il suffit alors d'essuyer l'intérieur du micro-ondes avec une éponge et, en un clin d'œil, tout est propre.

Un peu de vinaigre ajouté à l'eau de rinçage fait également office d'assouplissant, de raviveur de couleurs et accessoirement détartre mon lave-linge et mon lave-vaisselle. De temps en temps, il m'arrive d'ajouter quelques gouttes d'huile essentielle de lavande ou de citron pour une touche parfumée.

J'utilise aussi le vinaigre pour dégraisser des casseroles. Pour cela, je couvre le fond des casseroles avec du vinaigre et je laisse agir quelques heures. Si je veux un résultat plus rapide, je porte le vinaigre à ébullition.

Enfin, depuis peu, j'ai découvert que je pouvais aussi l'utiliser comme répulsif contre les fourmis, les mouches et autres insectes qui envahissent parfois nos cuisines.

Vous comprenez maintenant pourquoi le vinaigre est mon produit d'entretien préféré. Il a tout de même un défaut, c'est son odeur. Avec le temps, j'ai appris à apprécier son odeur un peu forte que j'associe désormais au propre, mais ce n'est pas le cas de ma fille qui déteste l'odeur du vinaigre.

Alors, j'ai développé quelques astuces pour faire accepter à ma puce mon ménage écolo hautement vinaigré.

Quand je fais le ménage, j'en profite pour aérer en même temps. L'odeur du vinaigre s'estompe alors très rapidement. J'ai aussi adapté la formule du produit multiusage que nous utilisons au quotidien pour désinfecter le plan de travail, nettoyer les jouets ou la table. En plus de la solution eau/vinaigre, j'ajoute un demi-citron pressé ou quelques gouttes d'huile essentielle de citron. Au lieu de la forte odeur de vinaigre, une bonne odeur d'agrume se diffuse. Avec ces quelques astuces, j'ai beaucoup moins de remarques de ma fille sur l'odeur du vinaigre.

. LE BICARBONATE DE SOUDE, MON AUTRE STAR DU MÉNAGE ÉCOLO

C'est mon 2e produit d'entretien préféré. Attention à ne pas le confondre avec le carbonate de sodium ou la soude caustique qui, eux, sont irritants pour la peau, les yeux et les voies respiratoires !

Comme le vinaigre, le bicarbonate de soude est très utile au quotidien. Il est soluble dans l'eau, complètement inoffensif (car utilisé dans l'alimentation, notamment dans la composition des levures) et est légèrement abrasif. Je l'utilise comme désodorisant, adoucissant, anticalcaire et fongicide.

À la maison, c'est mon allié pour chasser les mauvaises odeurs. J'ai pris l'habitude de placer une petite coupelle de bicarbonate de soude dans le frigo et les toilettes pour désodoriser. J'en mets également un peu au fond des poubelles. C'est très efficace pour absorber les odeurs de couches de bébé !

Pour redonner de l'éclat et désodoriser mes tapis et moquettes, je saupoudre régulièrement du bicarbonate de soude 15 à 30 minutes avant de passer l'aspirateur.

Je n'achète plus d'adoucissant pour le linge. J'ajoute simplement dans mon lave-linge une cuillère à soupe de bicarbonate dissoute dans un verre d'eau.

Le bicarbonate est également très utile pour fabriquer de la poudre à récurer. C'est rapide à faire, pas cher et très efficace. Pour cela, je mélange 3 verres de vinaigre blanc, 1 cuillère à soupe de bicarbonate de soude et quelques gouttes de liquide vaisselle écologique. Attention, cela mousse un peu (en raison de dégagement de CO_2), mais je vous rassure, c'est sans danger. J'utilise cette pâte maison pour faire briller lavabos, baignoire et toute la robinetterie de la maison.

Pour nettoyer les joints (salle de bain, cuisine, réfrigérateur), rien de plus simple. J'imbibe une veille brosse à dents avec un mélange de bicarbonate de soude et de liquide vaisselle et je frotte la surface sale. En un rien de temps, les joints ont retrouvé toute leur blancheur.

En cuisine, j'utilise aussi le bicarbonate pour récurer les fonds de casseroles noircis. Je saupoudre, ajoute un peu d'eau et laisse reposer 10 minutes. Ensuite, à l'aide d'une éponge, je frotte doucement. La pâte légèrement abrasive nettoie le fond de la casserole sans le rayer. Cela marche aussi avec la semelle de fer noircie.

Pour décrasser mon four, là encore le bicarbonate de soude fait parfaitement l'affaire. J'applique de la poudre de bicarbonate légèrement humide sur les parois du four et laisse agir toute une nuit avant de nettoyer. C'est aussi efficace qu'une opération de pyrolyse et moins polluant que les différents sprays de nettoyage de four du commerce.

Enfin, pour entretenir et déboucher les canalisations, nous versons régulièrement un mélange de bicarbonate de soude et de vinaigre blanc chaud dans les tuyaux.

. LE SAVON NOIR

Dans le ménage écolo, le savon noir est aussi un indispensable. Le savon noir se présente sous forme liquide ou en pâte. Il peut être utilisé sur diverses surfaces (carrelages, lino, revêtements plastifiés...) pour principalement dégraisser et détacher. En revanche, il est contre-indiqué pour le nettoyage des parquets stratifiés. Le savon noir étant très concentré, un petit bouchon dans un volume de 5 L d'eau suffit pour nettoyer et faire briller toute une maison. Voyez donc l'économie réalisée par rapport à un produit d'entretien classique !

. LE SAVON DE MARSEILLE

Le savon de Marseille est particulièrement adapté à l'entretien du linge. Il peut être utilisé comme lessive ou comme agent détachant.

Je suis particulièrement vigilante, quand je choisis mon savon de Marseille, car de nombreuses contrefaçons existent. Le vrai savon de Marseille traditionnel contient au moins 70 % d'huile d'olive. Autrement dit, les savons dits « de Marseille », de couleur claire, ne sont pas rigoureusement de vrais savons de Marseille. En fait, ces produits contiennent de l'huile de palme, pour la plupart. La production d'huile de palme étant peu écologique, je fuis ce type de savon.

Le savon de Marseille est mon produit miracle pour enlever le gras sur les cols de chemises ou pour détacher des sous-vêtements. Je frotte la surface tachée après l'avoir légèrement humidifiée avec le savon de Marseille. Je laisse agir pendant 10 à 15 minutes avant de passer le linge en machine.

Il est aussi possible de fabriquer sa lessive maison. Rien de plus simple, il suffit de râper environ 150 g de savon de Marseille (ou d'acheter directement des paillettes de savon) pour une contenance de bidon de 3 litres, puis d'ajouter de l'eau bouillante et de mélanger. Avant chaque utilisation de la lessive, on agite bien le mélange. En cas de linge très sale, 2 cuillères à soupe de bicarbonate de soude, en plus dans le tambour de la machine, vont augmenter l'efficacité de la lessive.

. DES CHIFFONS EN MICROFIBRE

C'est mon accessoire miracle pour enlever la poussière sur les meubles. Pour plus d'efficacité, j'humidifie le chiffon en microfibre avec ma solution multiusage maison (2/3 eau, 1/3 vinaigre blanc). C'est efficace et très économique. C'est une alternative saine et écologique aux lingettes dépoussiérantes industrielles à usage unique vendues en grande surface. Ces lingettes coûtent relativement cher, sont imprégnées de produits nocifs et sont fortement polluantes pour l'environnement, car elles ne sont pas dégradables.

. LES AUTRES PRODUITS D'ENTRETIEN QUE J'AI DANS MES PLACARDS :

→ De la poudre de Terre de Sommières

Idéal pour détacher à sec les tapis et moquettes. Il suffit de saupoudrer la surface à nettoyer avec de la Terre de Sommières et de laisser agir pendant 30 minutes. Un petit coup de brosse et d'aspirateur et la tache est oubliée. Si la tache est vraiment tenace, je laisse agir toute une nuit. La Terre de Sommières étant plus active que le bicarbonate de soude, je ventile bien la pièce et je tiens la zone hors de portée de mon enfant.

→ Le citron

Nous utilisons le citron pour différents usages : un usage alimentaire bien sûr, mais aussi comme produit d'entretien. Grâce à ses propriétés anticalcaires, je peux faire briller la robinetterie de la salle de bain ou des toilettes, en un rien de temps. C'est un bon substitut en cas de panne de vinaigre.

Pour raviver et entretenir des meubles en bois, il suffit de mélanger du jus de citron à de l'huile d'olive et de l'appliquer doucement avec un chiffon sur le bois.

Pour nettoyer mon four à micro-ondes, là aussi, j'utilise du vinaigre ou du jus de citron (c'est un excellent moyen de recycler un reste de citron !). Je place dans le four un bol ou un verre d'eau chaude additionnée de jus de citron. Je fais ensuite chauffer le mélange 1 à 2 minutes. Ensuite, j'élimine les résidus de gras au moyen d'une éponge.

→ Des huiles essentielles
(eucalyptus, lavande, menthe, citron, arbre à thé...)

Les huiles essentielles sont utiles pour assainir ou parfumer l'atmosphère. Elles peuvent également être utilisées comme répulsif.

Attention
Bien que naturels, les huiles essentielles ne sont pas des produits anodins. Elles doivent être utilisées avec précaution et parcimonie (quelques gouttes suffisent). À noter qu'elles sont contre-indiquées chez les enfants de moins de 6 ans et chez les femmes enceintes. Avant d'utiliser de l'huile essentielle, renseignez-vous auprès de votre pharmacien. Dans le doute, il vaut mieux s'abstenir. Choisissez toujours vos huiles essentielles d'origine biologique.

Voici une recette maison à base d'huiles essentielles pour protéger vos matelas des acariens.

Dans un récipient pulvérisateur, mélanger du jus de citron, 2 cuillères à café d'huiles essentielles d'eucalyptus, de lavande et de menthe et 1.5 litre d'eau. Pulvériser la solution sur le matelas, laisser sécher puis mettre des draps propres. Attention, l'huile essentielle d'eucalyptus est contre-indiquée chez les personnes asthmatiques.

LA BEAUTÉ AU NATUREL

Les plus grandes qualités pour une femme,
c'est être naturelle, spontanée, être soi-même.

Sophie Cottin, écrivaine française

Comme toutes les femmes, j'adore prendre soin de moi, me maquiller et m'apprêter. Pendant des années, j'ai accumulé dans ma salle de bain nombre de produits cosmétiques, plus ou moins chers, aux promesses plus qu'alléchantes : crème réductrice de cellulite, crème raffermissante, déodorant longue durée, ombre à paupières sublimateur de beauté, crème anti-âge, lotion effet coup de jeune, stick anticernes, masque bruleur de graisse, parfums, vernis à ongles... Il est vrai qu'en la matière, les équipes marketing des grands groupes de cosmétiques ne manquent pas d'imagination ni de superlatifs pour nous faire acheter leurs crèmes, masques, lotions, maquillages et autres parfums.

Ils arrivent même à nous faire oublier que la plupart des cosmétiques « conventionnels » vendus dans le commerce contiennent des ingrédients néfastes pour notre santé et pour l'environnement.

Dans ma quête de simplification, j'ai décidé un jour d'attaquer aussi mon « temple de beauté » et j'ai remis en question tous les produits que j'utilisais. Ce ne fut pas chose aisée. Il m'a fallu du temps pour renoncer aux grandes marques pleines de promesses et m'orienter vers des cosmétiques plus sains ou « faits maison ». Croyez-moi, il est bien difficile de s'avouer que sa crème de jour préférée, qui coûte une fortune, est en fait un cocktail toxique avec un niveau d'efficacité plus qu'incertain.

Je me suis également rendu compte que la beauté commençait déjà dans mon assiette et qu'une bonne hygiène de vie contribuait pour 99 % à ma beauté au quotidien. En suivant quelques règles simples, j'ai pu observer au bout de quelques semaines que ma peau était devenue plus lumineuse, mes cheveux plus brillants et forts, mes ongles moins cassants. Pour cela, rien de bien sorcier si ce n'est :

● DORMIR SUFFISAMMENT

Cela semble évident, mais il est bon de rappeler que le manque de sommeil a un impact direct sur notre beauté. La peau se régénère principalement pendant le sommeil. Aussi, le manque de sommeil chronique favorise la formation de rides, de poches et de cernes. Et comme si l'addition n'était pas suffisamment salée, il a été prouvé que, lorsque l'on ne dort pas suffisamment, on a plus souvent faim. Alors, on mange beaucoup plus, souvent plus gras et plus sucré, ce qui conduit, à terme, à une prise de poids.

Alors, pour ne pas vieillir plus vite que ne l'a prévu Dame Nature et ne pas accumuler de kilos difficiles à perdre, je veille à dormir le plus souvent possible, au moins 7 ou 8 heures par nuit.

● AVOIR UNE ALIMENTATION ÉQUILIBRÉE ET VARIÉE EN PRIVILÉGIANT LES FRUITS ET LÉGUMES DE SAISON

La nature est extrêmement bien faite, car les fruits et les légumes de saison apportent exactement les nutriments dont nous avons besoin pendant la saison.

. AU PRINTEMPS

On trouve des fruits et des légumes riches en vitamine C (fraises, asperges, petit pois) ou en fibres (abricots, asperges).

. EN ÉTÉ

Les fruits et les légumes riches en eau (concombre, pastèque, melon, courgette...) contribuent à nous hydrater lorsque les températures sont chaudes ou caniculaires.

. EN AUTOMNE ET EN HIVER

Les fruits et légumes nous protègent contre les infections, grâce aux propriétés antivirales du gingembre, par exemple, ou en nous fournissant de la vitamine C (les choux), des antioxydants (les carottes, les raisins), des oméga 3 (les noix). Les bêtacarotènes contenus dans les carottes ou les courges, par exemple, nous permettent de conserver notre teint lumineux, en hiver

● NE PAS FUMER

Promis, je ne vous ferai pas la morale, mais simplifier sa vie, c'est aussi se remettre en question et opter pour des choix plus sains.

Sachez juste qu'outre le risque de développer un cancer à plus ou moins long terme, outre les économies que vous ferez incontestablement (ce que vous savez déjà), cesser de fumer sera un grand allié de votre beauté. Votre teint sera plus lumineux, vous aurez moins de cernes, vous limiterez la formation de rides, car votre épiderme sera plus oxygéné et moins agressé par les substances toxiques contenues dans la fumée de cigarette. Vos ongles seront également en meilleure santé (moins cassants, non jaunies) et votre sourire retrouvera toute sa splendeur.

● BOIRE SUFFISAMMENT TOUT AU LONG DE LA JOURNÉE

On ne le répétera jamais assez. Il est essentiel de boire régulièrement tout au long de la journée pour un bon fonctionnement des organes et pour hydrater la peau.

Le matin, je démarre ma journée avec un grand verre d'eau à température ambiante ou légèrement tiède contenant du jus de citron pressé. Cela permet d'éliminer les toxines et prépare mon organisme à la digestion du petit déjeuner. Essayez et vous noterez rapidement les vertus de cette pratique.

Ensuite, tout au long de la journée, je bois régulièrement sans attendre d'avoir soif. Pour moi, une valeur sûre est l'eau du robinet. Sa qualité est en général très bonne et son prix est dérisoire à côté des eaux en bouteilles.

J'ai toujours dans mon sac à main une petite gourde d'eau pour boire dans les transports, en balade... Depuis une malheureuse fuite qui m'a valu un grand moment de solitude dans un magasin, je m'assure toujours que ma gourde est bien fermée après usage.

J'aime aussi savourer une bonne tasse de thé vert ou de rooibos (mes préférés sont le thé vert Sencha Premium et le thé rooibos Elixir des petits lutins de Jardin de Gaïa). Une bonne tasse de thé au petit déjeuner et c'est ma journée qui s'illumine. Plus récemment, je me suis mise à boire des tisanes (thym-citron, tilleul, mélisse, lavande, menthe, cassis, eucalyptus...), en particulier en période hivernale. Rien de mieux qu'une bonne boisson chaude pour se réchauffer, se réconforter, se détendre, et accessoirement soigner un rhume. Je choisis mes thés et tisanes exclusivement bio et en vrac pour éviter les résidus de pesticides. Ils sont bien meilleurs au goût, car ce sont de vraies feuilles qui infusent et non de la poussière de feuilles. Et en plus, je peux composter les déchets !

● AVOIR UNE ACTIVITÉ PHYSIQUE RÉGULIÈRE

Je ne suis pas une grande sportive par nature, même si j'ai toujours fait du sport, plus ou moins régulièrement, pour entretenir mon corps. Mais depuis que je suis maman, cette activité m'est devenue indispensable.

Une fois par semaine, je bloque un créneau horaire dans mon agenda pour mes séances de yoga, au même titre qu'une réunion professionnelle. J'ai choisi de pratiquer mon sport à la pause-déjeuner, un jour fixe (le mercredi). C'est la formule qui est la plus pratique pour moi. Cela m'évite de rentrer trop tard le soir à la maison et de procrastiner mon activité sportive le week-end, car il y aura toujours quelque chose de plus urgent à faire. Cette parenthèse sportive est un rendez-vous avec moi et pour moi, une vraie « respiration » dans ma semaine. Sauf en cas d'impératif majeur, j'évite d'annuler ou de reporter ma séance de sport. Ce jour-là, j'apporte au bureau ma lunch box pour que ma pause-déjeuner ne s'éternise pas trop (au risque de m'attirer les foudres de mon patron !). Après ma séance de sport, je retourne au bureau détendue, pleine de vitalité, prête à affronter n'importe quel aléa, en toute sérénité.

Une activité physique régulière contribue à maintenir le corps en pleine forme, limite la prise de poids et renforce le mental. À vous de trouver le sport qui vous convient, et le créneau qui vous arrange, en fonction de votre personnalité, de vos envies et de votre organisation personnelle. Ne recherchez pas la performance (il existe déjà suffisamment de domaines où c'est le but recherché), mais tout simplement le plaisir de ressentir votre corps. Vous noterez vite les bienfaits sur la tonicité de votre corps et sur votre mental.

Si vous n'êtes pas très sportive, il n'est pas nécessaire d'envisager tout de suite de vous inscrire au prochain semi-marathon ou dans un club de sport au coût prohibitif. Vous ne tiendrez pas sur le long terme et vous aurez jeté votre argent par la fenêtre. L'essentiel est de bouger autant que possible dans la journée. Pour cela, déjà quelques changements dans les habitudes suffisent : opter pour la marche ou le vélo pour parcourir de petites distances. La marche régulière est excellente, car elle permet d'entretenir le rythme cardiaque, permet de s'oxygéner, de s'exposer à la lumière du jour et de faire des rencontres... Et tout cela est bon pour notre corps et notre moral.

À chaque fois que c'est possible, hiver comme été, j'effectue la plupart de mes activités à pied (aller à la gare, acheter le pain, faire les courses, sortir en famille...). Cette marche quotidienne me fait un bien fou. Être à l'extérieur et prendre un peu de soleil me détend beaucoup plus qu'être enfermée dans ma voiture, qui plus est dans les bouchons.

● DIMINUER LES SOURCES DE STRESS

Je ne vous surprendrai pas si je vous dis que le stress n'est pas bon pour la santé et pour notre beauté. Le stress a tendance à accentuer nos petits défauts et à accélérer le vieillissement de la peau (les rides et les ridules se creusent). Si vous avez la peau grasse, votre peau sécrètera encore plus de sébum, et des imperfections (boutons, acné, points noirs) peuvent se développer. Si votre peau est plutôt sèche, elle sera encore plus irritée.

Quand on est stressé, on a aussi tendance à soulager sa nervosité par de mauvaises pratiques : grignoter des produits sucrés (ce qui n'est pas du tout bon pour notre ligne), se ronger les ongles (ce qui les rend cassants et les abîme considérablement) ou fumer encore plus que d'habitude.

Alors, je sais que ce n'est pas toujours facile, mais apprenons à relativiser les situations pour apprivoiser notre stress.

Quand je suis particulièrement stressée, mon arme secrète pour relativiser la situation est de faire une séance de méditation express de 10 à 15 minutes. Si, je ne peux pas m'isoler ou si l'angoisse monte trop vite du fait de la situation, je me connecte à mon souffle, dès que possible, et commence à respirer avec le ventre. Je me concentre sur chaque inspiration (je gonfle le ventre) et chaque expiration (je dégonfle le ventre). En général, dix respirations longues et profondes suffisent à m'aider à reprendre mes esprits et à maîtriser mes émotions.

● S'ACCEPTER TELLE QUE L'ON EST

C'est incontestablement la chose la plus difficile pour moi. J'avoue que j'y travaille encore. Il m'arrive certains matins, de ne pas me sentir au top de ma beauté que ce soit à cause d'une mauvaise nuit de sommeil (enfant malade, nuit dans l'avion...), d'une baisse de moral, ou de boutons disgracieux sur le visage. Mais j'ai aussi appris à relativiser, à ne pas regarder les détails du corps qui ne sont certes pas parfaits, mais dont l'ensemble est plutôt harmonieux. J'ai appris à être fière de mon corps et à l'accepter tel qu'il est. Je ne me compare plus aux autres et ne me focalise plus sur telle ou telle partie que j'aurais préférée comme ceci ou comme cela. Je m'autocomplimente régulièrement et mets en valeur mes parties préférées de mon corps. Pendant des années, je n'osais pas mettre de jupes, car je trouvais que je n'avais pas de belles jambes. Je passais mon temps à comparer mes mollets à ceux des autres femmes. Mes jambes n'étaient pas assez galbées, mes mollets n'étaient pas assez musclés... Quand ma fille est née, j'ai redécouvert ma féminité. Mon corps n'était plus tout à fait le même, c'est vrai, mais globalement, il était beau et j'en étais fière, car il avait donné la vie. Je me devais d'en prendre soin et de le mettre en valeur. Et quel exemple je donnerais à ma fille, si je continuais avec tous ces discours négatifs !

J'ai aussi progressivement arrêté de lire de nombreux magazines féminins, mettant en avant la dernière tenue à la mode, chantant les louanges du dernier régime « efficace » et ne présentant comme modèle qu'un seul type de corps.

N'ayant plus ces stéréotypes en tête, j'ai progressivement identifié les tenues que j'aimais bien, celles qui étaient confortables. J'ai appris à définir mon propre style, que je qualifie d'intemporel, hors des diktats de la mode. Aujourd'hui, dans mon dressing, j'ai peu de vêtements, mais tous ont été soigneusement choisis. Je me sens bien dans ces tenues qui me mettent en valeur et je ne déploie pas une énergie folle pour cacher coûte que coûte mes imperfections. Je ne cherche pas à suivre la mode. Je sais ce qui me va, ce que j'aime, et je privilégie les pièces confortables. Je me suis allégée de ces grands principes de la mode qui nous enferment dans un idéal supposé de la beauté. Depuis, je m'accepte, chaque jour, de mieux en mieux.

Une fois que l'on prend l'habitude d'observer ces quelques règles simples, il apparaît totalement inutile d'investir dans de nombreux cosmétiques onéreux, aux ingrédients plus ou moins douteux, pour masquer les marques de fatigue ou de vieillissement ou espérer des crèmes qu'elles réalisent des miracles sur la peau ou la silhouette.

Mais rassurez-vous, il n'est pas non plus question de bannir toute marque de féminité et de renoncer à tout maquillage ou masque de beauté. Il s'agit plutôt d'être vigilante en choisissant des cosmétiques non toxiques et à l'impact le plus faible possible sur notre environnement.

Lorsque j'achète un nouveau produit, je fais particulièrement attention à éviter les ingrédients toxiques ou fortement suspectés de provoquer des cancers ou d'être des perturbateurs endocriniens. Ces principaux ingrédients toxiques, à éviter coûte que coûte sont répertoriés dans le tableau suivant.

Ingrédients à éviter	**Effets sur la santé / Impact sur l'environnement**
LES SELS D'ALUMINIUM aluminium chlorohydrate, aluminium stearate, aluminum sulfate...	Les sels d'aluminium sont suspectés de provoquer des cancers du sein et d'avoir de possibles impacts sur le système nerveux. L'aluminium est suspecté de provoquer la maladie d'Alzheimer.
LES PARABÈNES butylparaben, parahydroxybenzoate de méthyle, methylparaben, 4-hydroxybenzoate de propyl, éthylparaben, isopropylparaben...	Les parabènes peuvent provoquer des allergies, des démangeaisons. On les suspecte d'être cancérigènes.
LE LAURYLSULFATE DE SODIUM ET SES DÉRIVÉS sodium Lauryl sulfate, sodium laureth sulfate, ammonium lauryl sulfate, sodium dodecyl sulfate	Le laurylsulfate de sodium est irritant pour les yeux, les muqueuses et dessèche la peau. Il est rapidement absorbé et peut être retenu par de nombreux organes, tels que le foie, le cœur...

Ils servent à quoi ? On les retrouve où ?	**Que faire ?**
Les sels d'aluminium sont utilisés comme agent anti-transpirant dans les déodorants. On les retrouve aussi dans les soins lavants du visage, pour resserrer les pores. Ils empêchent la peau de respirer.	Choisissez des déodorants bio sans sels d'aluminium, ou fabriquez vous-même votre déodorant « maison ». (cf. recette ci-après)
Les parabènes sont utilisés comme conservateurs dans les cosmétiques pour éviter le développement de bactéries et de moisissures.	Choisissez des cosmétiques sans parabènes. Méfiez-vous tout de même des produits avec la mention « sans parabènes ». Les parabènes ont souvent été remplacés par un cousin, également très allergisant, le methylisothiazolinone. Alors, vérifiez impérativement la liste des ingrédients.
Le laurylsulfate de sodium est utilisé comme agent moussant et détergent dans de nombreux produits : savons, shampoings, gels douches, liquides lavants, dentifrices, mousse à raser.	Préférez des produits qui ne moussent pas. Souvenez-vous que ce n'est pas la mousse qui lave !

Ingrédients à éviter	**Effets sur la santé / Impact sur l'environnement**
LE TRICLOSAN triclosan, TCL, trichlorine, cloxifenolum, lexol 300, aquasept, irgasan, gamophen, DP300, ether de diphényle d'hydroxyle	Le triclosan est classé cancérigène potentiel et est considéré comme un perturbateur endocrinien. Son impact écologique est également désastreux, car il n'est pas éliminé par les stations d'épuration. Il contribue à rendre les bactéries plus résistantes aux antibiotiques.
LES SILICONES dimethicone, dimethiconol, cyclopentasiloxane, phényldiméthylpolysioxane	Les silicones sont plutôt bien tolérés par la peau, mais ils ne sont pas biodégradables et mettent de nombreuses années à se dégrader dans la nature.
LES ALKYLPHÉNOLS nonylphénol, nonoxynol, octylphénol, propylphénol	Les alkylphénols sont des perturbateurs endocriniens et sont potentiellement cancérigènes.

Ils servent à quoi ? On les retrouve où ?	**Que faire ?**
Le triclosan est utilisé comme antibactérien et antifongique. C'est un conservateur courant que l'on retrouve dans de nombreux produits : dentifrice, savon, déodorant, gel désinfectant pour les mains...	Choisissez des produits sans triclosan.
Les silicones sont utilisées dans de nombreux cosmétiques pour accentuer l'impression de douceur ou de glisse sur la peau ou sur les cheveux. On les retrouve dans les shampoings, les après-shampoings, les fonds de teint...	Préférez les cosmétiques à base d'huiles végétales.
Les alkylphénols sont utilisés comme émulsifiants dans les shampoings, les gels douche...	Préférez des produits sans alkylphénols.

Ingrédients à éviter	Effets sur la santé / Impact sur l'environnement
LES POLYMÈRES DE SYNTHÈSE ET LES ÉTHERS DE GLYCOL PEG, polyéthylene glycol, PPG, phénoxyéthanol, phénoxytol...	Ces produits issus de la chimie lourde sont des dérivés du pétrole. Leur fabrication est souvent très polluante pour l'environnement. Ils ne sont pas biodégradables. Les éthers de glycol sont suspectés de déclencher des cancers et des troubles de la reproduction.
LES PARFUMS parfum, fragrance	Ce sont souvent des parfums de synthèse, libérateurs de phtalates qui peuvent perturber le système hormonal et reproducteur. Sachez que le fabricant n'est pas obligé de préciser la composition chimique du parfum, donc tout est permis.
DEA ET TEA diethanolamine, triethanolamine, cocamide DEA, lauramide DEA	Les DEA et les TEA sont des composés cancérigènes.

Ils servent à quoi ? On les retrouve où ?	Que faire ?
On les retrouve dans de très nombreux cosmétiques comme agents émulsifiants, tensioactifs ou pour donner de la consistance aux crèmes.	Choisissez des produits sans polymères de synthèse et sans éthers de glycol.
On retrouve les parfums synthétiques dans tous les produits parfumés (cosmétiques, parfums, vernis...).	Optez pour des produits avec la mention « sans parfum » et non « sans odeur », ce qui ne garantit pas l'absence de parfum. Attention aux huiles essentielles dans les cosmétiques bio, si vous y êtes sensibles, si vous êtes enceinte ou si c'est pour les jeunes enfants.
Les DEA et les TEA sont des protéines utilisées pour modifier l'acidité des composés cosmétiques ou comme agent hydratant.	Évitez coûte que coûte les DEA et les TEA.

Ingrédients à éviter	**Effets sur la santé / Impact sur l'environnement**
LES HUILES MINÉRALES paraffinum liquidum, mineral oil, cera microcristallina, petrolatum	Les huiles minérales sont polluantes pour la nature.
LES FORMALDÉHYDES ET LES LIBÉRATEURS DE FORMALDÉHYDE quaternium 15, quaternium 18, polyquaternium 10, DMDM hydantoin, chlorphenesin, diazolidinyl urea, methylisothiazolinone...	Les formaldéhydes peuvent provoquer des allergies, des éruptions cutanées, de l'asthme. À long terme, ils peuvent être à l'origine de cancers.
BHT ET BHA E32	Les BHT et BHA sont des perturbateurs endocriniens et des produits cancérigènes.

Ils servent à quoi ? On les retrouve où ?	**Que faire ?**
Les huiles minérales sont des dérivés du pétrole. Elles sont utilisées comme lubrifiants ou agents hydratants de la peau ou des cheveux. On les retrouve dans les rouges à lèvres, les baumes à lèvres, les fonds de teint, les crèmes hydratantes...	Abandonnez tous les produits à base d'huiles minérales, y compris la gelée de pétrole ou la vaseline. Optez plutôt pour des produits à base d'huiles ou de beurres végétaux (jojoba, noix de coco, avocat, karité, amande douce...).
Le formaldéhyde est souvent utilisé comme conservateur. On le retrouve dans les vernis à ongles, les lissages brésiliens, les défrisages...	Soyez vigilants quant aux produits de manucure et de soins lissants utilisés.
Les BHT et BHA sont utilisés comme antioxydants et conservateurs. On les retrouve dans de nombreux cosmétiques, comme les crèmes hydratantes, les rouges à lèvres...	Choisissez des produits cosmétiques sans BHT ni BHA.

Si vous ne souhaitez pas passer des heures à décrypter la liste des ingrédients de votre crème de beauté ou vous lancer dans des études de chimie pour déchiffrer la composition de vos cosmétiques, plusieurs solutions existent.

Vous pouvez utiliser des applications mobiles gratuites, comme l'application QuelCosmetic développée par l'UFC Que Choisir ou ma préférée, Clean Beauty. À partir d'une photo de la liste des ingrédients de votre produit de beauté ou d'hygiène (maquillage, vernis à ongles, teinture capillaire, dentifrice...), l'application Clean Beauty identifie les ingrédients controversés et les allergènes. C'est simple d'utilisation et très pratique pour comparer, par exemple, la composition de deux produits, avant achat.

L'autre solution est d'opter pour des cosmétiques labélisés bio, à ne pas confondre avec la mention « produit naturel ». Même les yeux fermés, vous ne risquez pas de vous tromper. Les cosmétiques bio se développent de plus en plus et sont assez faciles à trouver de nos jours. Fiez-vous toujours aux labels, pour ne pas vous tromper.

Les principaux labels de cosmétiques bio sont les suivants :

. COSMÉTIQUE BIO

→ Au minimum, 95 % d'ingrédients naturels ou d'origine naturelle.

→ Au minimum, 95 % des ingrédients végétaux sont issus de l'agriculture biologique.

→ Au minimum, 10 % de l'ensemble des ingrédients sont issus de l'agriculture biologique.

→ Les ingrédients de synthèse sont interdits (colorants, parfums, antioxydants, émollients de synthèse, huiles et graisses, silicones, tout ingrédient issu de la pétrochimie...). Les ingrédients issus d'animaux sont interdits.

. COSMÉTIQUE ECO

→ Au minimum, 95 % d'ingrédients naturels ou d'origine naturelle. Au minimum, 50 % des ingrédients végétaux sont issus de l'agriculture biologique.

→ Au minimum, 5 % de l'ensemble des ingrédients sont issus de l'agriculture biologique. Les ingrédients de synthèse sont interdits (colorants, parfums, antioxydants, émollients de synthèse, huiles et graisses, silicones, tout ingrédient issu de la pétrochimie...).

→ Les ingrédients issus d'animaux sont interdits.

. BDIH

→ Les produits sont élaborés à partir de matières premières naturelles, végétales (de préférence issues de la culture BIO) ou minérales.

→ Les matières premières issues de la pétrochimie ou d'origine animale sont interdites.

→ Les colorants et les parfums de synthèse sont interdits.

→ Les huiles essentielles et les huiles végétales sont obligatoirement issues de l'agriculture biologique.

. NATURE ET PROGRÈS, LE LABEL LE PLUS EXIGEANT

→ Les OGM sont totalement interdits.

→ Les produits chimiques de synthèse sont interdits.

→ Seuls les conservateurs non toxiques d'origine naturelle sont autorisés.

→ 100 % des composants doivent être bio.

. VEGAN

→ Les produits labélisés Vegan sont des produits naturels à base de plantes sans ingrédients d'origine animale (matières premières et sous-produits).

→ Aucun test n'est réalisé sur les animaux vivants ou morts.

Le saviez-vous ?

Quelle est la différence entre cosmétique naturel et cosmétique bio ?

Un produit cosmétique dit « naturel » ne contient pas, en principe, d'ingrédients chimiques de synthèse. Mais cette mention n'est pas certifiée par un label répondant à un cahier des charges précis comme pour les produits bio. Autrement dit, n'importe quel fabricant peut parfaitement déclarer son produit « naturel » et y mettre ce que bon lui semble, y compris des ingrédients nocifs pour notre santé et l'environnement.

Un produit cosmétique certifié biologique signifie que les ingrédients sont issus de l'agriculture biologique et doivent répondre à un cahier des charges strict. Le produit bio ne contient pas de conservateurs, de parfums artificiels, de colorants de synthèse, de dérivés du pétrole, de PEG ou encore d'OGM. Les tests sur les animaux et les procédés de fabrication non respectueux de l'environnement sont interdits. L'absence d'ingrédients de synthèse permet de minimiser les risques d'allergies et d'eczéma. Attention toutefois à la présence d'huiles essentielles, en particulier si vous êtes enceinte ou sensible. Bio ne dispense pas de lire, un minimum, la composition. En ce qui concerne le maquillage bio, il est moins couvrant, donc plus discret, moins agressif et laisse respirer la peau. Il existe de nombreuses marques de cosmétique bio. On peut citer Melvita, Lavera, Florame, Santé, Logona, Cattier, Couleur Caramel...

Soyez donc vigilants et fiez-vous en priorité aux labels bio.

Aujourd'hui, on trouve assez facilement des produits de beauté et de maquillage bio dans les boutiques bio ou sur des sites spécialisés du type Greenweez ou Mademoiselle bio. Certaines gammes sont même vendues en pharmacie et parapharmacie. Toutefois, si vous désirez essayer un fond de teint et, plus généralement, bénéficier de conseils de professionnels, rendez-vous dans des instituts de beauté travaillant exclusivement avec des produits labélisés bio comme les boutiques Avril, présentes à Paris, Lille, Metz, Montpellier.

Les cosmétiques bio ne coûtent pas forcément plus cher que leurs versions « conventionnelles ». Leurs prix sont globalement équivalents aux prix des cosmétiques de milieu de gamme.

Par ailleurs, assez rapidement, je me suis rendu compte qu'il n'était pas nécessaire d'avoir de multiples produits de beauté. En fait, quelques must have de base suffisent. Aujourd'hui, j'achète beaucoup moins de crèmes et de lotions et je réalise ainsi de substantielles économies.

Mon astuce perso

En privilégiant des produits multiusages, sains et efficaces, j'ai considérablement allégé mon placard de salle de bain.

Voici les produits de beauté qui me sont essentiels au quotidien :

- **Une ou plusieurs huiles végétales bio**
(huile de jojoba, huile d'avocat, huile d'argan, huile de noix de coco, huile de ricin...).
Ces huiles, contrairement aux huiles minérales, ne sont pas toxiques et sont très efficaces. Elles sont en outre peu chères. J'utilise les huiles pour me démaquiller, m'hydrater le visage (l'huile de jojoba est recommandée pour les peaux mixtes) ou m'hydrater le corps (l'huile de coco répare les lèvres gercées). Les huiles végétales remplacent également mon ancienne

crème antirides hors de prix (à la place, l'huile d'argan est tout simplement fabuleuse !). J'utilise également les huiles végétales comme soin pour les cheveux en avant shampoing (l'huile d'avocat et l'huile de ricin sont nourrissantes) ou comme traitement naturel anti-poux (l'huile de noix de coco additionnée de quelques gouttes d'huile essentielle de lavande et d'arbre à thé est une alternative efficace et douce aux divers shampoings anti-poux). Je n'ai pas besoin d'en mettre des tonnes : quelques gouttes suffisent pour prendre soin de mes cheveux et de ma peau. À noter que ces huiles végétales sont sans conservateur chimique.

Petite confidence : mon mari me pique assez régulièrement mes huiles végétales pour hydrater sa peau et remplacer la mousse à raser, qu'il n'achète dorénavant plus. Je choisis mes huiles végétales issues de l'agriculture biologique, de première pression à froid. Pour l'huile de noix de coco, je m'assure qu'elle ne soit pas désodorisée, hydrogénée, décolorée ou raffinée.

• Un beurre végétal bio
(beurre de karité, beurre de cacao)
ce fut ma grande découverte pendant ma grossesse. J'ai utilisé le beurre de karité pour hydrater quotidiennement ma peau et éviter les vergetures. Depuis, c'est devenu un produit phare de notre maison. Nous l'utilisons pour hydrater la peau après la douche, dans la composition du baume à lèvres « maison », pour réaliser des masques hydratants pour les cheveux, pour nourrir et protéger les mains et les pieds desséchés. Et même pour les massages, rituel préféré de ma fille. J'achète mon beurre de karité pur, bio, et non raffiné. Mes marques préférées sont Diongoma et Karethic. En général, je me méfie des cosmétiques affichant la mention « contient du beurre de karité ou de l'argan ». Vous pouvez être sûr que 9 fois sur 10, c'est un leurre marketing, car ils contiennent à peine 5 % de beurre végétal.

• Une eau florale bio
(rose, bleuet, hamamélis, lavande, arbre à thé...)
J'adore les eaux florales. Elles sentent bon et, contrairement aux huiles essentielles, on peut les utiliser sans précaution particulière. Les eaux florales sont extraites de plantes ou de fleurs, par distillation. Elles ont les mêmes propriétés que les huiles essentielles, mais sont beaucoup moins concentrées en principe actif. J'utilise les eaux florales comme lotion tonique ou comme eau rafraîchissante, en été. Maintenant que ma fille est plus grande, elle les utilise également pour se débarbouiller le visage. Elle adore particulièrement l'eau de rose qui laisse un parfum délicat. Je suis très exigeante sur le choix de mes eaux florales. Je les choisis bio et surtout sans alcool, car l'alcool a tendance à dessécher et à irriter ma peau. Ma marque préférée est Eolesens.

• Un savon d'Alep : le savon d'Alep est fabriqué à partir d'huile d'olive et de baies de laurier.
Ce savon est très doux et convient à tout type de peaux, même aux peaux sensibles. Ses usages sont multiples. Nous l'utilisons quotidiennement pour la douche. Je l'utilise également pour finaliser le nettoyage de mon visage, après m'être démaquillée à l'huile végétale. Je le fais mousser dans les mains, l'applique sur le visage et le laisse agir une minute environ. Après, je rince à l'eau claire et applique mon eau florale puis quelques gouttes d'huile d'argan pour hydrater. Le savon d'Alep peut également remplacer la mousse à raser pour les hommes. Il suffit de le faire mousser avec un peu d'eau. Comme alternative au vrai savon d'Alep, qui est de plus en plus difficile à trouver à cause de la guerre en Syrie, j'utilise pour me démaquiller une éponge de Konjac bio avec de l'huile végétale.

• Une gamme de maquillage bio et/ou minéral

Pendant des années, j'ai utilisé les maquillages traditionnels dont les ingrédients sont issus de la pétrochimie. En m'intéressant à la composition de mes fonds de teint, rouge à lèvres, fard à paupières, je me suis rendu compte qu'ils étaient bourrés de produits toxiques et de colorants de synthèse. Après quelques recherches d'alternatives plus saines, j'ai découvert le maquillage bio et minéral. J'avoue avoir essayé mon premier fond de teint bio et minéral sans grande conviction. J'avais des a priori sur la tenue et la couvrance de ce type de maquillage. Je me demandais également, si ces maquillages étaient équivalents aux maquillages traditionnels avec les produits toxiques en moins, pourquoi on en parlait si peu. J'étais persuadée qu'en minéral, le choix de coloris serait limité par rapport à la palette des couleurs qu'offre le maquillage conventionnel. Avec le recul, je comprends mieux l'origine de mes préjugés. En fait, les maquillages bio ou minéral sont peu connus, car ils ne bénéficient pas de la même force de frappe marketing que les grandes marques traditionnelles, au budget publicitaire colossal. Néanmoins, les cosmétiques bio ou minéral n'ont pas à rougir car, en les essayant, j'en fus ravie. La poudre de fond de teint minéral est très légère (c'est à peine si on se sent maquillée) et le teint est naturel et parfait. Au fil des semaines, je me suis rendu compte que ma peau présentait beaucoup moins d'imperfections qu'avant. Mes marques de cosmétiques bio ou minéral préférées sont Alima Pure, Santé, Dr Hauschka.

Le saviez-vous ?

Qu'est-ce que le maquillage minéral ?

Le maquillage minéral est appelé ainsi, car il se compose de minéraux 100 % naturels, purs (dioxyde de titane, mica, oxyde de fer, oxyde de zinc, kaolin, silice), broyés et réduits en poudre.

Le maquillage minéral est formulé sans conservateur, sans corps gras, ni parfum. Il est naturellement antimicrobien et sans nanoparticules. Il ne contient pas de composés chimiques toxiques, tels que des perturbateurs endocriniens (parabènes) ou des composés provoquant des cancers (phénoxyéthanol, alkylphénols, DEA...).

Contrairement au maquillage traditionnel, le maquillage minéral laisse respirer la peau. Il convient donc parfaitement aux peaux sensibles, irritées ou réactives. Grâce aux propriétés anti-inflammatoires, cicatrisantes et non comédogènes des minéraux, c'est également le maquillage idéal pour les peaux mixtes, grasses ou à imperfections.

Le maquillage minéral est couvrant, mais n'obstrue pas les pores. Il est confortable et a un rendu très naturel. Seule une petite quantité de poudre suffit pour se maquiller, ce qui permet de faire de substantielles économies, à long terme.

Attention toutefois à bien choisir sa marque de maquillage minéral. Toutes les marques ne se valent pas. Le vrai maquillage minéral se présente exclusivement sous forme de poudre. Autrement dit, si le vendeur vous parle de fond de teint crème minéral, fuyez !

Dans tous les cas, cela ne dispense pas de jeter un coup d'œil à la liste des ingrédients (c'est fini le temps où l'on croyait les vendeurs sur parole !). Les compositions à base de bismuth oxychloride et de talc sont à éviter. Le bismuth oxychloride peut être irritant pour les peaux acnéiques et le talc a tendance à dessécher la peau et à créer des irritations.

Enfin, l'autre alternative pour échapper aux produits toxiques ou pour faire des économies est de fabriquer soi-même ses cosmétiques. Une chose est sûre : en formulant soi-même ses produits, on sait précisément ce qu'il y a dedans. Nul besoin d'être apprenti chimiste pour confectionner ses produits maison. Avec des recettes simples et des ingrédients courants de la cuisine, il est possible de réaliser des masques, des crèmes hydratantes, des soins pour les cheveux, des déodorants...

Comme il n'y a pas de conservateur dans mes cosmétiques « maison », j'en fabrique de petites quantités pour les consommer assez rapidement. Avant de les préparer, je m'assure d'avoir toujours les mains et des contenants bien propres.

VOICI LES RECETTES DES « PRODUITS DE BEAUTÉ MAISON » QUE MA FAMILLE ET MOI UTILISONS LE PLUS RÉGULIÈREMENT:

. BAUME ADOUCISSANT POUR CHEVEUX FATIGUÉS

Battre 2 œufs en omelette. Ajouter le jus d'un citron pressé et 2 cuillerées à café de miel, 1 cuillère d'huile d'avocat. Appliquer le mélange sur les cheveux en massant légèrement. Laisser agir 10 à 15 minutes puis rincer.

. MASQUE AUX ŒUFS

Version 1: Monter un blanc d'œuf en neige. Ajouter quelques gouttes de jus de citron. Appliquer le mélange sur le visage. Laisser agir 10 minutes puis rincer.
Version 2: Battre un jaune d'œuf en omelette. Ajouter une cuillère à café de rhum et un filet de jus de citron. Appliquer sur le visage et conserver environ 20 minutes. Rincer à l'eau tiède.

. SOLUTION POUR BLANCHIR LES ONGLES AU NATUREL

Tremper les ongles dans un verre d'eau additionné d'un jus de citron pressé.

. BAIN D'HUILE POUR AVOIR DES MAINS « TOUTES DOUCES »

(source : belle et bien dans ma peau – conseils et astuces 100 % naturels)
Faire chauffer légèrement dans un bol un peu d'huile d'olive. Ajouter le jus d'un citron pressé. Mélanger. Tremper les mains dans le bain d'huile, environ 10 à 15 minutes. Essuyer ensuite doucement.

. BAUME À LÈVRES MAISON

Faire fondre au bain-marie une cuillère à soupe de miel et une cuillère à soupe de beurre de karité, d'huile de noix de coco ou d'huile d'olive. Mélanger et verser dans un petit pot. Assurez-vous d'avoir les mains propres avant de les tremper dans le pot et de passer sur les lèvres.

. DÉODORANT MAISON *(source : blog vivreecobio.com)*

Faire fondre 50 g d'huile de noix de coco au bain-marie. Ajouter 40 g de bicarbonate de soude, 15 g de fécule de maïs et 5 gouttes d'huile essentielle d'arbre à thé. Mélanger à chaque ajout. Transvaser dans un petit bocal, préalablement stérilisé. Mettre au réfrigérateur 15 à 30 minutes pour que le mélange durcisse ou laisser reposer à température ambiante pendant 1 h 30 avant d'utiliser. Assurez-vous d'avoir toujours les mains propres avant de les tremper dans le pot au quotidien.

. DENTIFRICE MAISON

Faire fondre 2 cuillères à soupe d'huile de noix de coco au bain-marie ou au four à micro-ondes. Ajouter 1 cuillère à soupe de poudre d'argile blanche et une pincée de bicarbonate de soude et mélanger à chaque ajout. Ajouter 5 gouttes d'huile essentielle de citron ou de menthe poivrée et 2 gouttes d'huile essentielle d'arbre à thé (facultatif si vous êtes enceinte ou si le dentifrice est destiné aux enfants). Transvaser le mélange dans un petit pot, préalablement stérilisé. C'est maintenant prêt. À l'aide d'une petite spatule ou d'un petit couteau, déposer le mélange sur votre brosse. Éviter de tremper votre brosse directement dans le pot pour éviter que des microbes se développent dans votre dentifrice maison. Par rapport aux dentifrices du commerce, cette pâte maison ne mousse pas, ce qui peut vous sembler étrange au début. Mais on s'y fait très vite ! Votre dentifrice maison se conserve environ 2 semaines.

Cela faisait maintenant plus de 6 mois que j'avais considérablement simplifié et « détoxifié » ma trousse de maquillage et les produits de soin de la famille. Néanmoins, je vous avoue qu'il y avait encore deux produits que je n'avais pas encore remis en question. Ces produits m'avaient été vivement conseillés par un dermatologue, suite à une grosse crise d'eczéma de ma fille à 3 mois. L'action de ces soins lavants et hydratants avaient été fabuleux puisqu'en à peine un mois d'utilisation, elle avait retrouvé sa belle peau de bébé. Pour moi, ces produits étaient donc des valeurs sûres, d'autant plus que cette gamme est vendue en pharmacie et vivement recommandée par le dermatologue, himself ! Une éventuelle toxicité de ces produits ne m'avait jusqu'alors pas effleuré l'esprit.

Un jour, par curiosité, j'ai jeté un coup d'œil à la liste des ingrédients. J'ai eu un choc. Il n'y avait pas moins de 6 produits toxiques, allergisants ou controversés dans la préparation : le SLS (sodium laureth sultate), le PEG (propylene glycol), l'EDTA, le methylisothiazolinone, des huiles minérales et du phenoxyethanol. J'étais sidérée ! Dire que j'appliquais depuis tout ce temps ce cocktail chimique sur la peau de mon enfant. Je culpabilisais beaucoup, mais j'étais surtout très en colère. N'était-il donc pas possible d'utiliser un produit efficace qui protège la peau atopique de ma fille sans qu'elle risque un cancer ou l'apparition de problèmes de fertilité dans quelques années ? Et le corps médical (médecins, pharmaciens...) ne devait-il pas être informé de la toxicité des produits qu'ils préconisent à leurs patients, à longueur de journée ?

J'ai compris alors que c'était à moi d'être acteur sur le sujet et que c'était à moi également de rechercher un produit sain qui protègerait la peau de ma fille, sans l'intoxiquer sur le long terme. Après diverses recherches, j'ai trouvé une gamme certifiée bio, conçue pour laver et hydrater les peaux atopiques. Il s'agit de la gamme Dermatherm, certifiée bio par ECOCERT et qui ne contient pas de produits toxiques ou allergisants (PEG, huiles minérales, conservateurs, silicone, alcool, parfum, lanoline, phénoxyéthanol, colorant, OGM). La peau de ma fille est toujours aussi belle, mais avec les produits toxiques en moins. Il y a tout de même deux petits hics pour l'instant. Ma fille regrette le parfum de ses anciens produits et la gamme Dermatherm n'est pas disponible partout (uniquement sur des sites spécialisés comme Greenweez, et depuis peu dans le réseau Biocoop).

Mais la remise en question ne se réduit pas aux produits d'hygiènes ou aux cosmétiques, car les ingrédients controversés se glissent même dans des produits insoupçonnés, comme les produits touchant à la sphère intime.

LA FÉMINITÉ SANS TABOU

Ma démarche globale de simplification ne serait pas complète si je ne m'étais pas intéressée à ma sphère intime. Là aussi, j'ai entrepris une petite révolution, même si cela n'a pas été facile de remettre en question mes habitudes et de les changer.

J'avais considérablement simplifié ma vie et remplacé la plupart des produits courants de la maison par des alternatives saines et durables. Et pourtant j'hésitais encore à modifier mes habitudes en matière d'intimité. Tous les mois, je continuais à utiliser mes serviettes hygiéniques jetables, même si j'avais déjà fait un premier pas dans ma réflexion, car je n'utilisais plus que des protections en coton bio, sans plastique et non blanchies au chlore. Mais pourquoi ne pas aller plus loin ? Pourquoi un tel blocage ? Je n'en savais rien. J'avais du mal à envisager de recourir à d'autres types de protections périodiques (peur de la tache de sang hyper visible sur mon pantalon, peur de perdre en confort, peur de ne pas gérer ce changement et au final me compliquer la vie). N'allais-je pas retourner à l'âge de pierre avec des méthodes alternatives ?

Pourtant, les arguments pour arrêter l'usage des protections périodiques conventionnelles ne manquaient pas.

● LES PROTECTIONS PÉRIODIQUES SAINES ET DURABLES

Selon Consoglobe, une femme utilise en moyenne 11 000 tampons ou serviettes jetables durant sa vie. Autant de déchets non recyclables qui se retrouvent directement à la poubelle. Je vous laisse imaginer les tonnes de déchets générés à l'échelle de la planète !

Les serviettes hygiéniques et les tampons sont aussi de véritables cocktails chimiques. Le numéro 513 du magazine 60 millions de consommateurs révèle notamment la présence d'hydrocarbures, d'alcool, d'additifs chimiques et même de pesticides et de dioxines dans nos tampons et serviettes hygiéniques ! Le problème est que la paroi vaginale ne sait pas éliminer tous ces toxiques qui, au fil du temps, finissent par s'accumuler dans le corps. Chez certaines femmes, cela peut avoir des conséquences très graves, comme le syndrome de choc toxique (SCT). Cette maladie touche les femmes qui utilisent régulièrement des tampons. Elle est provoquée par une bactérie, Staphyloccus aureus, qui diffuse des toxines dans le sang.

Mais sans aller jusqu'au choc toxique, qui est heureusement rare, les protections périodiques conventionnelles sont à l'origine de nombreux désagréments intimes, comme le développement de mycoses, d'irritations, d'infections et de démangeaisons.

Après des années, je me suis enfin décidée à abandonner mes serviettes et tampons classiques pour me tourner vers des produits plus sains et durables. J'ai eu un déclic, le jour où j'ai enfin pris conscience que je devais rechercher une solution alternative qui corresponde à mes habitudes de vie et réponde à mes besoins propres. J'ai ainsi découvert que, pour chaque protection périodique classique, il existe son équivalent sain et durable. Loin des tampons et serviettes hygiéniques lavables de nos grand-mères, les protections périodiques alternatives d'aujourd'hui sont de qualité, confortables, fiables et techniquement pensées pour nous, les femmes modernes et actives. La variété des modèles disponibles et les différents témoignages de femmes ayant franchi le pas ont contribué à lever mes dernières craintes. Je suis aujourd'hui ravie d'avoir jeté mes derniers tampons et serviettes hygiéniques (c'est bien la première fois que je suis fière d'avoir mis à la poubelle ce genre de produit !), pour les remplacer par mes nouvelles protections périodiques, saines, zéro déchet et économiques.

Si vous hésitez encore à franchir le pas et à opter pour des protections périodiques alternatives, voici quelques conseils pour faire votre choix, en fonction de vos habitudes :

. COUPE MENSTRUELLE

Si habituellement, vous utilisez des tampons, la coupe menstruelle deviendra vite votre meilleure amie pour dompter vos règles. La coupe menstruelle, de son petit nom « cup », est très confortable (on l'oublierait presque !), car elle est moins longue qu'un tampon classique et épouse bien la forme du vagin. Pour être honnête, au début, il y a un coup de main à prendre, mais une fois que l'on a dépassé la phase de prise en main, c'est que du bonheur. La coupe menstruelle est en silicone médical, sans parfum, sans produits toxiques. C'est une protection idéale pour continuer à pratiquer des activités sportives comme la piscine, le yoga, la danse... pendant ses règles. C'est également pratique lorsque l'on part en voyage. La cup peut se garder jusqu'à 12 heures consécutives ! Pour la nettoyer, il suffit d'un peu d'eau et de savon. C'est également très économique, car elle coûte 30 euros environ pour une durée de vie de 10 ans. Les marques de référence sont Lunacopine et Mooncup. Vous en trouverez facilement dans les magasins bio ou sur les sites spécialisés.

. SHL (SERVIETTES HYGIÉNIQUES LAVABLES)

Si, au contraire, vous préférez les serviettes hygiéniques, vous adopterez très facilement les SHL (serviettes hygiéniques lavables). Mes marques préférées sont Dans Ma Culotte et Plim. Les SHL sont composées de coton bio et de matières techniques, certifiées Oekotex pour garantir une bonne absorption, tout en restant imperméables et respirantes. Lors de mes premiers achats, j'ai été très étonnée par la multitude de modèles colorés et à motifs divers qui existaient : de quoi mettre un peu de fun dans un produit pas très glamour ! Cela m'a changé des serviettes jetables blanches.

Au quotidien, les SHL sont très faciles à utiliser. Grâce à de petites pressions, la serviette reste tout le temps bien fixée à la culotte. Pour la transporter, rien de plus facile, il suffit d'utiliser les mêmes pressions pour la replier.

Le prix d'achat peut sembler élevé, mais sur le long terme cet investissement est largement rentabilisé. Une serviette peut être lavée jusqu'à 200 fois (source Consoglobe). Autrement dit, on a de la marge avant de la remplacer. Pour ma part, j'ai investi dans 6 SHL (3 au format max pour les nuits et les jours où mon flux est très abondant et 3 autres en format medium). À vous d'adapter le nombre de SHL à vos besoins et à votre flux.

Puisqu'on aborde le sujet de l'intimité, je voudrais également vous parler de deux autres produits : le soin lubrifiant intime et les boules de geisha

● LE SOIN LUBRIFIANT INTIME

Quoi de plus banal, aujourd'hui, qu'un soin lubrifiant dans les moments intimes. On en trouve dans toutes les pharmacies et les supermarchés qui se respectent. Les grandes marques rivalisent de formules marketing vantant les qualités exceptionnelles de leur produit. Mais qu'en est-il de la composition de ces produits, qui sont tout de même en contact avec nos parties les plus intimes ?

Pour être honnête, jusqu'à récemment, je ne m'étais pas préoccupée de ce sujet, car il me semblait évident que ce type de produit était nécessairement compatible avec les muqueuses vaginales. Mais à ce stade du livre, cela ne vous a pas échappé que je remettais désormais tout en question et que je ne me fiais plus à de prétendues évidences.

C'est ainsi que j'ai découvert que la plupart des gels lubrifiants du commerce ne mentionnent pas la liste des ingrédients. Pour un produit en contact avec les muqueuses sexuelles, c'est simplement scandaleux, mais hélas légal ! Il faut savoir que les fabricants n'ont aucune obligation à préciser la composition de leur produit. Les gels lubrifiants échappent à la réglementation des cosmétiques qui oblige le fabricant à indiquer sur l'emballage la liste des ingrédients, via la liste INCI. Et au vu des ingrédients qui composent ces gels, les fabricants ne sont pas près d'être transparents.

Dans la majorité des gels lubrifiants, on retrouve des phtalates, des silicones (ce qui est à l'origine du fameux effet glissant !), des parabènes (perturbateurs endocriniens) et de nombreux autres conservateurs chimiques.

Mais heureusement des alternatives naturelles existent.

Si vous utilisez votre gel lubrifiant sans préservatif, je vous recommande comme alternative aux gels industriels l'huile de coco. Non seulement l'application est facile, mais cela sent délicieusement bon. C'est idéal pour des moments intimes et coquins, sans produits chimiques.

Avec préservatif, il vaut mieux opter pour une préparation à base d'eau comme la marque Yes certifiée bio, disponible sur des sites ou magasins bio spécialisés.

VOUS POUVEZ AUSSI FABRIQUER VOTRE PROPRE GEL LUBRIFIANT À PARTIR DES DEUX RECETTES SUIVANTES :

RECETTE 1

LUBRIFIANT MAISON À BASE D'EAU

(Source : Slow cosmétiques)

LES INGRÉDIENTS

Pour 100 mL de produit environ, versez successivement dans un bol :

. 4 bonnes cuillères à soupe de gel d'aloé vera,

. 5 cuillères à soupe rases d'eau minérale.
Vous pouvez aussi remplacer par 4 cuillères à soupe d'eau minérale + 1 cuillère à soupe d'eau florale sans conservateur (eau florale de fleur d'oranger, de citron ou de bleuet)

. 1 gramme de gomme xanthane

. 1 cuillère à soupe de glycérine végétale

. 6 gouttes de conservateur accepté en bio (à base d'alcool benzylique et eau)

LA PRÉPARATION

. Avant de commencer, assurez-vous de bien désinfecter tous les ustensiles avec un peu d'alcool à 70°. Travaillez également sur un support bien propre.

. Fouettez le tout avec un petit fouet désinfecté, jusqu'à obtenir un gel liquide. À l'aide d'un entonnoir, transvasez dans un flacon souple préalablement désinfecté. Ce mélange se conserve environ 3 mois, à l'abri de l'air, de la lumière et de la chaleur.

RECETTE 2

LUBRIFIANT MAISON À BASE DE GRAINES DE LIN

(Source : Slow cosmétiques)

LES INGRÉDIENTS

Pour environ 100 grammes de gel de lin maison :

. 2 cuillères à soupe de graines de lin brun bio

. 300 mL d'eau minérale.

LA PRÉPARATION

. Versez 2 cuillères à soupe de graines de lin brun bio dans une casserole.

. Recouvrez avec 300 mL d'eau minérale.

. Faites bouillir pendant 12 minutes environ, en continu. Remuez de temps en temps pour que les graines n'attachent pas au fond de la casserole. Il est normal d'avoir une couche de mousse blanche en surface, et de voir l'eau devenir visqueuse au fur et à mesure que le mélange chauffe.

. Retirez ensuite du feu et laissez tiédir, mais n'attendez pas que cela soit froid.

. Avec un récipient à bec désinfecté à l'alcool, versez la préparation dans une étamine ou un collant très fin et bien propre (neuf, si possible), qui joue le rôle de filtre.

. Placez le collant ou l'étamine au-dessus d'un autre récipient à bec et filtrez en « pressant » la boule de gel et de graines. Le gel doit couler dans le récipient.

. Versez votre gel dans une bouteille souple désinfectée. Il est prêt à être utilisé et se conserve une semaine au frigo.

● LES BOULES DE GEISHA

Les boules de geisha sont souvent citées comme sex toys. Mais au-delà d'augmenter les sensations de plaisir intime, les boules de geisha sont tout simplement magiques pour tonifier ou rééduquer le muscle du périnée. Elles sont particulièrement utiles avant et après l'accouchement et recommandées par de nombreuses sages-femmes.

Les boules de geisha existent depuis des siècles. Il s'agit de deux petites boules de taille et de poids variables reliées par un fil. En général, elles sont en silicone médical hypoallergénique.

Leur utilisation est vraiment très simple. Il suffit de les placer délicatement dans le vagin et de pratiquer une activité douce comme la marche ou le ménage... En bougeant, le périnée se contracte régulièrement par une réaction réflexe afin de maintenir les boules en place. Cette action douce permet alors de muscler le périnée.

Une utilisation régulière des boules de geisha permet d'éviter les fuites urinaires et diminue les risques de descente d'organes, après un accouchement, par exemple. Alors, prêtes à essayer les boules de geisha...

L'ESSENTIEL EN QUELQUES MOTS...

• Optez pour un logement de taille adaptée à votre famille, ni trop grand, ni trop petit.

• Assurez-vous que votre environnement demeure propre et ordonné. Cela participe grandement à donner des repères aux tout-petits et encourage leur développement.

• Pour une meilleure santé, privilégiez l'éclairage naturel et aérez quotidiennement votre intérieur, même en hiver.

• Optez pour une décoration sobre, chaleureuse et surtout à votre goût : votre maison n'est pas une vitrine de magasin de décoration.

• Résistez à la tentation de surcharger votre intérieur avec trop de meubles, bibelots, livres...

• Privilégiez les matières naturelles, brutes, nobles, exemptes de produits chimiques. Ce sont des valeurs sûres et intemporelles.

• Pensez à l'alternative qu'offrent les meubles d'occasion. C'est une excellente façon de recycler, et comme le vintage est à la mode, profitez-en !

• Apportez une touche végétale avec quelques plantes soigneusement choisies. Les plantes peuvent aussi contribuer à purifier l'air de votre maison.

• Une à deux fois par an, procédez à un tri général de vos placards. Recyclez, donnez ou vendez ce que vous n'utilisez plus. Jetez ce qui est en très mauvais état.

• Une fois l'opération de désencombrement terminée, soyez particulièrement vigilants à ne pas chercher à combler le « vide ». Avant d'acheter, assurez-vous d'en avoir vraiment besoin. Petit à petit, vous apprendrez à vivre avec moins et l'essentiel vous suffira. C'est un vrai levier pour faire des économies durablement.

• Entretenez régulièrement votre habitat. Cela vous coûtera moins cher à long terme.

• Faites le ménage en pleine conscience pour que ce soit un vrai moment de détente et non plus une corvée.

• Limiter le nombre de produits ménagers. Éviter d'utiliser des désodorisants en tout genre qui émettent des substances nocives. Pour chasser les mauvaises odeurs, aérez et utilisez du bicarbonate de soude.

• Optez pour un ménage écolo et non toxique pour votre santé et l'environnement. Avec peu de produits (bicarbonate de soude, vinaigre, savon noir...), vous ferez briller votre maison du sol au plafond : ces produits sont bon marché et efficaces pour désinfecter, dégraisser, détartrer ou encore désodoriser...

• Pour être belle au quotidien, adoptez une alimentation saine, variée et de saison. Observez une bonne hygiène de vie (ne fumez pas, hydratez-vous régulièrement, dormez suffisamment, limitez les sources de stress, ayez une activité physique régulière et surtout acceptez-vous telle que vous êtes).

• Ne vous fiez pas aux supposées promesses des produits de beauté. Avant d'acheter, vérifiez la liste des ingrédients. Évitez les compositions comportant des produits toxiques, cancérigènes ou fortement allergisants.

• Ne confondez pas cosmétique naturel et cosmétique certifié bio. Pour avoir la garantie de l'absence d'ingrédients toxiques ou controversés, fiez-vous aux labels de cosmétique bio.

• Les cosmétiques et le maquillage bio ne coûtent pas plus cher que leurs équivalents conventionnels. Ils sont, en outre, de plus en plus faciles à trouver.

• Il est possible d'être belle au naturel sans vous ruiner en optant pour des produits sains multiusages (huiles végétales, beurre végétal, eau florale, savon d'Alep) ou en fabriquant vos propres cosmétiques « maison » avec des produits du placard.

• L'achat de cosmétiques ou de produits de soin en pharmacie ne garantit pas l'absence d'ingrédients toxiques. Soyez donc vigilantes et lisez attentivement la composition des produits. Vous pouvez aussi utiliser des applications gratuites, comme Clean Beauty ou QuelCosmetic, pour identifier les produits controversés et les produits allergènes.

• Tournez-vous vers des produits sains et alternatifs, en particulier pour tout ce qui touche à la sphère intime.

CHAPITRE 5

S'organiser au quotidien pour s'alléger l'esprit et se libérer du temps

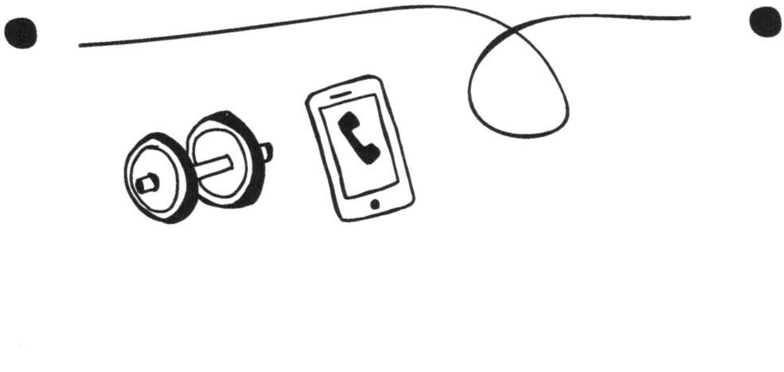

Pendant que

l'on attend de vivre,

la vie passe.

Sénèque, philosophe,

dramaturge et homme d'État romain

QUELQUES ASTUCES POUR GAGNER DU TEMPS AU QUOTIDIEN

Quand on est parent d'enfants en bas âge (et même de plus grands), on démarre souvent la journée au quart de tour et on la finit complètement éreintée par les dernières tâches domestiques. Il nous faudrait non pas une journée, mais plutôt deux, pour accomplir ce que l'on a à faire. Et je ne parle même pas encore de nos responsabilités professionnelles !

Je n'ai jamais eu la chance de travailler près de mon domicile, alors pour réussir à concilier ma vie personnelle et ma vie professionnelle, j'ai trois principaux alliés : mon adorable mari qui prend à sa charge de nombreuses tâches, la nounou de ma fille qui veille sur elle jusqu'à ce que l'on rentre le soir, et les petites astuces d'organisation que j'ai développées au fil des années. En voici quelques-unes :

. JE FAIS LIVRER TOUT CE QUE JE PEUX À DOMICILE OU EN POINT RELAIS.

Aujourd'hui, il est quasiment possible de tout se faire livrer, alors j'en profite au maximum. Il faut avouer que cela me simplifie bien la vie !

. JE PRÉPARE TOUJOURS LA JOURNÉE DU LENDEMAIN, LA VEILLE.

Depuis que nous nous organisons ainsi, je me couche sereine, sans crainte du lendemain. Le matin, je suis beaucoup moins bousculée et les premières heures de la matinée se déroulent dans le calme. En cas d'aléas, je panique beaucoup moins et réussis à faire face aux problèmes avec sérénité. Voici quelques exemples de ce que nous préparons la veille pour le lendemain :

1 / Nous dressons la table du petit déjeuner, sans les produits frais. C'est tellement plus agréable de se sentir accueilli au réveil par une table bien mise, nous invitant à nous restaurer. Et quelle excellente manière de commencer la journée ! C'est comme à l'hôtel tous les jours ! Je vous garantis qu'avec cette habitude vous ne sauterez plus votre petit déjeuner.

2 / Je choisis ma tenue du lendemain en fonction de la météo. Nous avons tous connu les matins où l'on n'a rien à se mettre ou, pire, que le top que l'on souhaite mettre n'est pas repassé. En prenant le temps de choisir ma tenue la veille, je limite ce risque et, surtout, cela m'évite d'être de mauvaise humeur dès le matin.

Nous invitons notre fille à faire de même. Dès qu'elle a eu 2 ans, nous avons commencé à lui demander de choisir entre deux tenues, en fonction de la météo. Elle était toujours ravie de nous faire part de son choix. Elle se sentait responsable, écoutée, ce qui a contribué à la rendre encore plus autonome. Nous disposions alors les vêtements choisis sur une chaise dans sa chambre. Petit à petit, elle a appris à s'habiller seule et c'est du temps gagné pour nous, parents !

Maintenant, elle choisit seule ses tenues en fonction des indications de météo que nous lui fournissons. Cette astuce permet de gagner un temps fou, le matin. Cela évite également la crise de votre enfant qui ne veut pas mettre la tenue que vous lui proposez. Comme votre petit aura pris le temps de choisir sa tenue la veille avec vous, il ne remettra pas en question ce choix, le lendemain.

3 / Nous préparons les cartables, les lunch box ou les boîtes à goûter.

4 / Si nous avons prévu de réchauffer un plat pour le dîner du lendemain, je sors le futur repas familial du congélateur et le place dans le bas du frigo, pour gagner du temps sur la décongélation

. J'AI ADOPTÉ UN AGENDA FAMILIAL.

Ce calendrier familial est très pratique au quotidien. C'est un aide-mémoire qui permet de ne rien oublier. Nous y inscrivons les différents rendez-vous médicaux, les activités culturelles, sportives, en solo ou familiales, les vacances...

Il existe de nombreux modèles dans le commerce, suivant les besoins et le type de famille : familles recomposées, parents divorcés... À défaut, un grand calendrier dont les dates sont inscrites les unes en dessous des autres fera l'affaire. Vous pouvez même fabriquer votre propre planning mensuel personnalisé, comportant des colonnes pour chaque membre de la famille.

Dans ma famille, nous avons opté pour un calendrier partagé via l'application web, Google Calendar, accessible via le smartphone ou le PC (c'est le côté « geek » de mon mari qui nous a fait pencher pour cette solution). Comme au bureau, nous nous envoyons des invitations à des activités, nous signalons également nos créneaux d'indisponibilité, en raison de rendez-vous ou d'activité en solo, par exemple...

D'une manière générale, nous veillons à ne pas charger notre enfant d'activités. La course aux activités est fatigante non seulement pour nos bambins, mais aussi pour nous, parents : il faut les conduire, les motiver pour y aller, préparer les équipements... Alors régulièrement, nous planifions aussi des week-ends de farniente à la maison. Cela fait un bien fou de ralentir le rythme, de faire une vraie pause-cocooning après une semaine trépidante.

Cela laisse aussi du temps à notre fille pour s'ennuyer, pour rêver, pour jouer librement, sans la contrainte imposée par le temps. Et cela se voit, car elle est beaucoup plus calme, et nous aussi, après ces week-ends cocooning, où l'on a rechargé nos batteries.

. JE DÉLÈGUE AU MOYEN D'UN PLANNING DES TÂCHES.

Il n'y a pas de secret. J'arrive à concilier ma vie personnelle et ma vie professionnelle, car je me repose aussi beaucoup sur mon conjoint, au quotidien. Selon le rapport de l'institut Vanier de la famille, au

Canada : « L'appui du conjoint contribue de façon significative à diminuer le conflit travail-famille et réduit de façon importante le stress négatif de la mère. »

Pour que les tâches à réaliser ne soient pas perçues comme des corvées, nous avons échangé sur ce que chacun préférait faire, car il faut avouer qu'il est toujours pénible de se motiver pour réaliser des tâches que l'on déteste faire. Et échanger sur le sujet a fait toute la différence !

Chacun est affecté à son domaine de compétence et nous essayons d'être le plus équitable possible dans le temps passé à effectuer ces tâches.

Par exemple, mon mari n'aime pas cuisiner alors que, moi, j'adore concocter de bons petits plats. C'est donc naturellement que j'ai pris cette tâche à ma charge. En revanche, il préfère s'occuper de l'entretien du linge (lessive, repassage...). En passant en revue tout ce qu'il y avait à faire, nous nous sommes réparti les rôles et, si besoin, nous en rediscutons pour rééquilibrer les charges. Notre fille est également mise à contribution pour certaines tâches, comme mettre le couvert, débarrasser son assiette, plier ses sous-vêtements, trier ses chaussettes, ranger sa chambre... Elle est ravie de participer à la vie de famille. De notre côté, nous ne manquons pas de la féliciter à chaque fois, même si les tâches ne sont pas effectuées à la perfection.

. JE FAIS DES LISTES ET JE DÉFINIS DES PRIORITÉS POUR NE RIEN OUBLIER. C'EST LE MEILLEUR MOYEN, POUR MOI, DE VOIR CE QU'IL ME RESTE D'ESSENTIEL À FAIRE.

Je classe les tâches par type de priorité : urgent (dès que possible), à court terme (dans la journée), à moyen terme (dans la semaine), à long terme (dans le mois). Lorsqu'il s'agit d'un projet à mener sur plusieurs semaines ou plusieurs mois, j'essaye, en général, de détailler les différentes étapes. Cela me donne une idée précise de ce que j'ai à réaliser et cela me permet d'avancer pas à pas, sans me laisser décourager par la montagne de choses à réaliser.

Depuis que je fais des listes, je ne me disperse plus dans des tâches chronophages et inutiles. Si besoin, je délègue certaines tâches à mon conjoint ou à ma fille. Je veille à ne pas trop critiquer leur façon de procéder. Au début, j'avoue que j'avais tendance à intervenir pour que les choses soient faites à ma façon. Mais je me suis rendue compte que cela générait systématiquement des tensions et des frustrations. En leur faisant confiance, tout se passait beaucoup mieux.

Avec les listes, je me rends aussi mieux compte de ce que j'ai réalisé à la fin de la journée et cela me procure un réel sentiment de satisfaction. C'est un super antidote contre les ruminations sur ce que je n'ai pas accompli. Car c'est, en priorité, l'essentiel qui a été réalisé !

. J'ORGANISE MA MAISON POUR GAGNER EN QUALITÉ DE VIE.

On n'y pense pas toujours, mais avoir une maison bien organisée et rangée contribue fortement à améliorer la qualité de vie de la famille et nous fait gagner du temps au quotidien. Alors, oui, une à deux fois par an, je lance une opération désencombrement. Tout le monde est mis à contribution. Nous passons notre maison en revue. Nous trions, nous classons, nous nettoyons, recyclons ou jetons. C'est un travail de fond qui peut prendre un peu de temps, mais nous récupérerons rapidement notre investissement.

En général, je procède par étapes, comme décrit dans le chapitre Je prends soin de moi et de mon intérieur, au naturel.

À l'issue de cette opération rangement, je me sens beaucoup plus légère : chaque chose est à sa place et toute la famille peut à nouveau évoluer dans un espace libéré.

Néanmoins, il faut rester tout de même vigilant, car on a vite tendance à reprendre ses anciennes habitudes et à accumuler à nouveau du petit bazar, qui devient ensuite un gros bazar. À la maison, nous avons établi quelques règles simples de vie en communauté, par exemple, remettre les choses à leur place après utilisation, ranger ses affaires dès que l'on rentre à la maison, mettre le linge sale dans les paniers… C'est autant de minutes de gagnées au quotidien quand plus tard, on cherche les choses ou quand on nettoie. Et ces règles sont aussi valables pour les tout-petits. À nous de leur donner l'exemple pour rester cohérents !

. JE FAIS APPEL À UNE AIDE EXTÉRIEURE QUAND CELA EST NÉCESSAIRE.

Pour mon mari et moi, être présents à la sortie des classes est quasi impossible. Au lieu de courir tous les soirs et d'arriver une fois sur deux en retard à cause d'un problème de transport ou d'une réunion qui aurait trop tardé, nous avons fait appel à une nounou qui assure la garde périscolaire. Certes, cela a un coût, mais quand nous rentrons, notre fille a généralement dîné, pris sa douche et préparé ses affaires pour le lendemain. C'est du temps gagné au quotidien. Nous sommes plus sereins en rentrant à notre domicile et nous n'avons pas besoin de stresser notre fille pour qu'elle dîne et se prépare au coucher, en un temps record. Cette aide nous est vraiment précieuse au quotidien.

Si vous avez la possibilité, n'hésitez pas à solliciter vos proches, occasionnellement. Papi et mamie vous donneront volontiers un coup de main pour garder le petit dernier, quelques heures, le temps d'une course, à condition de le demander poliment, sans les y obliger. Gardez à l'esprit qu'ils ont, bien entendu, le droit de refuser, car eux aussi ont leur vie privée. Dans tous les cas, quelle que soit la personne que vous sollicitez, n'abusez pas !

ALLÉGER SA VIE AU QUOTIDIEN

Nos sociétés occidentales sont obnubilées par la performance, la rentabilité et la vitesse d'exécution. Ne dit-on pas que le temps, c'est de l'argent ? Cela s'est encore accentué ces dernières années, avec les nouvelles technologies de l'information. Tout va très vite. Tout va beaucoup trop vite. Le culte de la performance a gagné toutes les sphères de notre société, atteignant même notre environnement personnel et familial.

Savez-vous que plus de 90 % des mamans se disent stressées au quotidien. Le premier facteur de stress est la pression qu'elles se mettent elles-mêmes pour être des « mères parfaites ». La seconde source de stress est le manque de temps.

Alors, pour se préserver du syndrome d'épuisement ou de burn-out maternel, ne cherchez pas à être des mères parfaites. Faites un peu plus souvent attention à vous, soyez de temps en temps un brin plus égoïstes. Cela contribuera à diminuer cette terrible charge mentale qui pèse si lourd dans nos têtes de maman.

Voici quelques changements à mettre en œuvre pour relâcher la pression et être plus sereine au quotidien.

● SOYEZ RÉALISTE ET RENONCEZ À TOUTE IDÉE DE VIE IDÉALE

C'est la première chose à faire et sans doute la plus difficile à mettre en œuvre. On a tendance à placer la barre très haute et à s'imposer une pression inutile. En cause, les histoires de princesses et de superhéros contées depuis l'enfance, la maternité idéalisée, les publicités mettant en scène des familles dans des situations idéales, les magazines mettant en exergue des femmes et hommes parfaits, à la vie parfaite, les récits des uns et des autres (copines, famille, collègues) relatant leurs derniers exploits, tout en occultant plus ou moins volontairement, les aspects négatifs. Petit à petit, un idéal de vie parfaite se forge dans notre imaginaire et nous ne cessons d'œuvrer pour atteindre ce supposé moment de plénitude. Mais la réalité, avec ses aléas et ses imprévus, est tout autre.

Alors, à partir de maintenant, cessez de vous comparer aux autres, et de supposer que les autres s'en sortent mieux que vous. Cela ne sert qu'à renforcer votre stress.

Au contraire, apprenez à savourer chaque instant et à apprécier les petits bonheurs au quotidien. La méditation de pleine conscience est un bon moyen pour apprendre à s'ancrer dans l'instant présent.

Un autre exercice, très efficace également, que je pratique le soir avant de m'endormir, consiste à passer en revue ma journée et à repérer les petits moments de joie, de plaisir et de satisfaction. Même les pires journées me semblent finalement moins catastrophiques que ce que je pensais au premier abord, car on a naturellement tendance à se focaliser sur les éléments négatifs.

● APPRENEZ À DIRE NON, AUTANT DE FOIS QUE NÉCESSAIRE

Nous sommes en permanence sollicités par notre entourage (famille, enfant, conjoint, collègues) pour des choses diverses et variées. Ces petites sollicitations, l'air de rien, consomment notre énergie, notre temps et peuvent même générer un sentiment de frustration quand on y répond à contrecœur. C'est bien de rendre service, de voler au secours des uns et des autres, mais se ménager du temps pour soi l'est tout autant. Alors apprenez à doser et à ne pas répondre systématiquement oui à toutes les sollicitations, sans crainte de passer pour un égoïste.

Si vous aviez planifié un moment de détente, une activité ou quoi que ce soit d'important pour vous et que l'on vous sollicite, s'il ne s'agit pas d'une question de vie ou de mort, refusez poliment sans vous justifier. Au début, cela vous demandera beaucoup d'efforts, mais, progressivement, vous apprendrez à mesurer ce que cela vous coûte, avant de vous engager. Posez-vous toujours la question : « Est-ce que cela me convient ? », avant de répondre oui à une demande. Au fur et à mesure, votre entourage apprendra à faire le tri dans ses demandes et les sollicitations intempestives diminueront.

Il est également important de dire non à vos enfants. Est-ce réellement nécessaire de conduire votre adolescent tous les samedis à son activité sportive ? Ne pourrait-il pas envisager de prendre le bus, d'autant plus qu'il y a un arrêt juste devant votre maison ? Pourquoi accepter de passer en urgence au supermarché pour acheter le jus d'orange préféré de votre dernier alors que votre placard comporte déjà du jus de pomme ? Refusez autant que nécessaire pour ne pas vous ajouter des contraintes inutiles. De plus, c'est l'occasion pour les enfants de développer des solutions alternatives, en faisant appel à leur imagination ou à leur créativité.

Dans ces moments-là, pour m'aider à ne pas culpabiliser, je garde à l'esprit que les vrais besoins de mon enfant sont l'amour, la bonne nourriture, la santé et les soins d'hygiène. Tout le reste constitue de faux besoins et n'est en rien vital. Cela ne justifie absolument pas que je m'épuise à courir dans tous les sens pour y répondre. Cela suffit à m'ôter tout sentiment de culpabilité.

● CHANGEZ VOS HABITUDES DE TRAVAIL

Le sentiment de manquer de temps se retrouve également dans la sphère professionnelle. On court littéralement après le temps, au risque de s'épuiser un peu plus, chaque jour.

Depuis que je suis maman, je ne peux plus faire des journées à rallonge au bureau. Alors, mon seul mot d'ordre durant toute la journée est EFFICACITÉ. Voici mes astuces pour rester concentrée sur mes activités et gagner du temps.

. JE PLANIFIE AU MIEUX MA JOURNÉE ET MA SEMAINE DE TRAVAIL.

Je définis les objectifs à atteindre dans des délais réalistes. Pour cela, je dresse une liste des tâches que j'ai à effectuer, en précisant le niveau de priorité (IMPORTANT et URGENT/ IMPORTANT mais PAS URGENT/ À DÉLÉGUER). Je me réserve des créneaux horaires pour traiter mes mails et passer des appels téléphoniques (en général, en arrivant le matin, après la pause-déjeuner et vers 16 h). Mon agenda électronique, consultable par mes collègues, est tenu à jour. J'y inscris des créneaux d'indisponibilité pour effectuer des tâches de fond nécessitant une forte concentration. Cela évite que l'on m'invite à des séances de « réunionites aiguës » dont les entreprises modernes sont particulièrement friandes.

. JE REFUSE POLIMENT LES INVITATIONS À DES RÉUNIONS OÙ MA PRÉSENCE N'APPORTE PAS UNE VRAIE VALEUR AJOUTÉE, sauf si bien sûr l'invitation vient de mon responsable hiérarchique !

. JE TIENS À JOUR UN TABLEAU CENTRALISANT L'AVANCEMENT DE MES ACTIVITÉS.

Les tâches réalisées sont classées suivant les objectifs définis avec mon responsable, en début d'année. Dans une rubrique « Autre », je répertorie tous les autres projets ou problématiques suivis.

J'ai adopté ce tableau depuis maintenant plusieurs années. Cela me permet de mettre en évidence le travail accompli, ce qui est personnellement gratifiant et motivant.

Avec cet outil simple, je me rends mieux compte de l'ensemble des tâches réalisées qui contribuent à atteindre mes objectifs annuels. Cela me permet aussi d'identifier toutes les autres tâches que j'accomplis et qui n'ont rien à voir avec les objectifs qui m'ont été fixés ou, pire, qui ne sont pas réellement dans mon périmètre de poste. Dans ce cas, je transfère dès que possible ces dossiers aux personnes adéquates, pour mobiliser mon énergie uniquement sur les activités que je peux faire valoir lors de mon entretien annuel et ne pas perdre de l'énergie sur des dossiers que m'auraient refilés adroitement mes collègues.

Cette stratégie de tri est capitale, surtout si votre rémunération comporte une part variable liée à votre performance. N'ayez crainte, cela ne freinera en rien votre carrière. On vous respectera davantage parce que vous saurez dire non. Vous y gagnerez en qualité de travail, car vous vous dégagerez du temps et travaillerez plus efficacement.

. JE ME MÉNAGE DES PAUSES DANS LA JOURNÉE, POUR M'AÉRER L'ESPRIT, POUR MÉDITER 5 MINUTES, POUR SAVOURER UNE BOISSON CHAUDE AVEC UN COLLÈGUE.

Même courtes, ces pauses me permettent de recharger mes batteries. Parfois, quelques éclats de rire à la machine à café suffisent à relâcher la pression et à envisager les choses sous un autre angle. Il n'est pas rare que je trouve la solution à une problématique après une petite pause.

. JE ME SUIS FIXÉE LA RÈGLE SUIVANTE : LE TRAVAIL RAPPORTÉ À LA MAISON, LE SOIR OU LE WEEK-END, DOIT RESTER EXCEPTIONNEL.

En suivant les conseils précédents, vous vous libérerez du temps pour vous consacrer uniquement à vos responsabilités et pas à celles des autres. Ne faites pas de votre maison l'annexe de votre bureau. Séparer de façon claire et non négociable le temps consacré aux activités familiales de celui consacré aux activités professionnelles. De plus, le travail que vous accomplirez le soir ne sera que relatif en regard du coût réel (culpabilité de passer moins de temps avec votre famille, fatigue cumulée, car ce travail est réalisé tardivement, dispute avec le conjoint...).

.DANS LA MESURE DU POSSIBLE, JE LIMITE LE NOMBRE DE MES DÉPLACEMENTS PROFESSIONNELS.

En fait, beaucoup de choses peuvent être traitées par téléphone, mails, conférences téléphoniques, ou webconférences. Ces outils me sont très utiles pour communiquer avec mes collègues à l'étranger ou mes clients. Ils font économiser du temps et de l'argent et évitent d'avoir à chambouler l'organisation quotidienne bien établie.

. MÊME SI JE N'AI PAS D'HORAIRES FIXES, JE M'IMPOSE UNE HEURE D'ARRIVÉE ET UNE HEURE DE DÉPART DU BUREAU
et je veille à les respecter le plus possible.

. J'AI OPTÉ POUR UNE JOURNÉE DE TÉLÉTRAVAIL PAR SEMAINE.

Tous les vendredis, je travaille à mon domicile. Je dois avouer que, dès le jeudi soir, je me sens beaucoup plus légère. Le télétravail est, pour moi, une solution idéale pour concilier ma vie professionnelle et ma vie privée. Je gagne sur le temps de transport et je suis plus efficace, car je suis moins interrompue quand je travaille à la maison. Je suis également ravie de pouvoir récupérer ma fille, un soir par semaine, à la sortie des classes. En général, je planifie mes activités sur la semaine et je réserve les tâches qui nécessitent une forte concentration ou une grande réflexion au vendredi.

Le télétravail est une solution idéale, surtout si, comme moi, vous travaillez loin de votre domicile. Si cette option vous tente, voici quelques règles à respecter pour profiter pleinement du télétravail.

→ Avant de commencer votre période de télétravail, informez vos proches que vous êtes, certes, à votre domicile, mais que vous êtes au travail. Autrement dit, il est hors de question d'utiliser votre temps de travail pour faire diverses courses, des démarches administratives ou encore résoudre les problèmes des uns et des autres. Comme quand vous êtes au bureau, vous n'êtes pas disponible. Ce message doit être clair pour vos proches afin de ne pas vous retrouver assaillie de tâches familiales à effectuer, en plus de vos obligations professionnelles, ce qui serait le comble !

→ Prévoyez une solution de garde pour vos enfants. Ce n'est pas parce que vous êtes à la maison qu'il faut, en plus, vous occupez de vos enfants. À long terme, vous ne pourrez pas travailler et perdrez la confiance de votre employeur. Imaginez le jour où vous serez en conférence téléphonique avec un client ou avec votre responsable et que votre enfant vous interrompra pour l'aider à retrouver son doudou !

→ Afin de vous mettre en condition de travail, préparez-vous le matin comme si vous alliez au travail. Certes, vous n'êtes pas obligée de mettre votre tailleur, mais il est important de s'apprêter un minimum pour signifier que vous n'êtes plus en mode farniente.

→ Le matin, établissez votre to do list, comme vous le feriez au bureau. Déterminez précisément vos priorités. Cela vous évitera de vous disperser. C'est ma méthode imparable pour rester concentrée tout au long de la journée.

→ Réservez-vous des moments de pause. Quand on travaille à son domicile, le risque est de ne pas lever le nez de son PC. Faites une vraie pause-déjeuner, prenez le temps de savourer un café ou un thé, et pourquoi ne pas prendre 5 minutes pour s'aérer l'esprit en faisant un tour de pâté de maisons entre midi et deux heures ?

● VALORISEZ LE TEMPS QUE VOUS PASSEZ DANS LES TRANSPORTS

Parfois, on n'a pas le choix et on doit passer plus ou moins de temps dans la voiture ou dans les transports en commun. J'en sais quelque chose. Tous les jours, je passe en moyenne 2 h 30 dans les transports. Au début, je subissais ce temps et râlais, m'énervais contre tout. Depuis que j'ai changé de perspective et que j'ai décidé de mettre à profit ce temps, que je considérais comme perdu, je suis plus sereine dans les transports. J'en profite pour :

→ lire (je n'ai jamais lu autant et mon abonnement à la bibliothèque est largement rentabilisé !),

→ me reposer (très efficace pour rattraper une nuit de sommeil un peu courte quand bébé ne fait pas encore ses nuits),

→ écouter mes morceaux préférés (ça détend et met de très bonne humeur),

→ méditer (très efficace pour rester zen, en particulier quand des retards sont annoncés),

→ me former à un autre domaine (le temps des transports m'a permis de me perfectionner dans des domaines ou d'approfondir des notions, ce fut très utile pour augmenter mes compétences lors d'une prise de poste),

→ écrire (une bonne partie de ce livre a été rédigé dans le train).

Si vous utilisez votre voiture, pourquoi ne pas faire du covoiturage avec un ami ou un collègue ? Vous pourrez échanger, rire... Cela vous semblera tout de suite moins long. À vous de trouver l'activité qui vous convient le mieux pour ne plus subir les affres des transports.

● DÉCOUVREZ OU REDÉCOUVREZ LES BIENFAITS DE LA SIESTE

Je suis une fervente adepte de la sieste. Petite déjà, mes parents nous invitaient à observer un temps de calme et de repos après le déjeuner du dimanche. Pour être tout à fait honnête, enfant, je n'en voyais pas l'intérêt, tant j'étais impatiente de retrouver mes différentes activités.

J'ai pris peu à peu conscience des bienfaits de la sieste lorsque j'étais étudiante et préparais les concours d'entrée en école d'ingénieurs. Tout mon temps disponible était consacré à étudier. Les nuits étaient souvent trop courtes, en raison des multiples révisions. Je m'accordais, çà et là, quelques siestes ou microsiestes, en fonction de mon emploi du temps. J'ai ainsi pu constater qu'après ce temps de repos de 10 à 20 minutes, je me sentais plus détendue, ma concentration augmentait et, très souvent, je trouvais une solution à mon problème. Les siestes me permettaient de pallier le manque de sommeil et les désagréments qui en résultent (irritabilité, stress, manque de concentration, fringales...).

Plus tard, quand je suis devenue maman, j'ai également profité des vertus de la sieste pour recharger mes batteries après des nuits hachées par l'allaitement de bébé. Dans la journée, à chaque fois que mon bébé s'endormait, je m'accordais une sieste de 10 à 20 minutes avant la tétée suivante. Et tant pis si la lessive ou le ménage prenait un peu de retard. Grâce aux siestes, j'étais plus sereine, moins fatiguée, plus concentrée et plus à l'écoute de mon bébé.

Depuis, j'ai conservé cette habitude et la pratique aussi souvent que possible. Comme quand j'étais petite, j'ai instauré cette pratique dans ma famille, le week-end. L'instant de quelques minutes, toute la maisonnée se met au repos.

Pour profiter au maximum des bienfaits de la sieste, voici quelques règles à observer :

→ Maximum 30 minutes de sieste. Au-delà, vous passerez dans la phase du sommeil profond et vous risquerez de vous sentir plus fatigué au réveil. Idéalement, il vaut mieux opter pour une sieste de 10 à 20 minutes.

→ Si vous ne pouvez observer une sieste de 20 minutes, 2 à 6 minutes suffisent. Des études publiées dans le journal du sommeil montrent que des siestes très courtes de 6 minutes ont des effets bénéfiques sur la mémoire. « Elles permettraient notamment d'améliorer les capacités cognitives, de redonner de la vigueur, de contrer la fatigue et d'accroître la vigilance. Ces bienfaits perdurant jusqu'à deux heures et demie après le réveil. Les effets à plus long terme sont également reconnus, notamment une diminution des risques cardiovasculaires. »

→ Optez pour une sieste entre 14 h et 15 h pour en tirer pleinement profit.

→ Pas de sieste après 17 h pour ne pas empêcher l'endormissement le soir.

→ Installez-vous confortablement dans un endroit calme, si possible en position allongée, avec une couverture chaude et une lumière tamisée. À défaut, un lieu calme suffit.

→ Avant de sombrer dans les bras de Morphée, préparez-vous mentalement à commencer votre sieste, relaxez-vous en procédant à quelques respirations profondes, soyez clair dans votre tête sur la durée souhaitée et laissez-vous transporter.

● RÉSERVEZ DU TEMPS POUR VOTRE COUPLE

Lorsque l'on a une vie professionnelle active et des enfants à charge, il est parfois difficile de se libérer du temps, et trop souvent la variable d'ajustement reste le temps passé en couple. Or ce temps est essentiel pour ne pas voir ses relations conjugales s'étioler au fil des années.

Échanger sur ses joies et ses peines, se soutenir mutuellement dans les moments d'incertitude, avoir des projets, prendre le temps de se retrouver, de s'apprécier, de s'étonner, de mieux se comprendre, de se surprendre, de débattre sur les valeurs que l'on partage, tout cela apporte incontestablement de l'énergie à la relation et l'inscrit dans la durée.

Ce temps est un rendez-vous à programmer, comme on le ferait pour bien d'autres activités. C'est un moment de partage et d'amour qui doit figurer régulièrement en priorité dans vos agendas.

Précédemment, nous avons vu quelques astuces pour gagner du temps. Une partie de ce temps retrouvé peut être réinvesti pour nourrir son couple. Car c'est bien le temps passé ensemble qui crée le lien amoureux et permet au couple de résister à l'érosion due à la routine. En avoir conscience, permet de s'octroyer ce cadeau mutuel, sans culpabiliser face aux différentes sollicitations quotidiennes (enfants, travail, famille...).

À titre personnel, mon conjoint et moi avons développé quelques astuces pour passer le maximum de temps ensemble. En voici quelques-unes que nous pratiquons régulièrement :

> → Le matin, nous prenons toujours notre petit déjeuner ensemble. Mon mari et moi le prenons au calme, sans téléphone, ni ordinateur ou télévision. Nous nous réveillons, en général, 20 à 30 minutes avant notre fille, pour pouvoir discuter librement de sujets divers, échanger sur ce qui éventuellement nous préoccupe, ce qui nous met du baume au cœur, parler de notre journée à venir. Notre fille ensuite nous rejoint et nous terminons le petit déjeuner en famille. J'apprécie beaucoup ce

moment d'échange qui représente, pour moi, une vraie pause et une source d'énergie pour bien commencer la journée.

→ On s'échange quelques messages d'amour pendant la journée pour dire que l'on pense l'un à l'autre.

→ Nous prenons le temps d'élaborer des projets ensemble pour regarder l'avenir dans la même direction. Un couple s'inscrit dans le présent et tend également à se développer dans l'avenir. En couple, il est donc essentiel de construire des projets d'avenir pour évoluer ensemble et dans la même direction. De plus, cela développe une certaine créativité dans le couple. Ces projets peuvent être de taille modeste ou conduire à un changement significatif pour la famille (projets de voyages, de changement de lieu de résidence, d'accueil d'un nouvel enfant, de changement de mode de vie, d'expatriation...).

→ En semaine, nous déjeunons ensemble, à chaque fois que l'occasion se présente. Si l'un ou l'autre est de passage dans le quartier professionnel de l'autre, on s'arrange pour déjeuner ensemble, quitte à modifier nos agendas respectifs. Nous choisissons alors un restaurant pas trop loin du lieu de travail ou, s'il fait beau, nous pique-niquons. Nous profitons de ce rendez-vous pour faire de ce moment un temps fort dans la semaine.

→ Une à deux fois par mois, nous conduisons notre fille à l'école, puis nous effectuons un bout de chemin ensemble pour nous rendre au travail. Nous apprécions d'autant plus ce trajet partagé que nous avions l'habitude, avant d'avoir notre fille, de prendre les transports en commun, tous les matins, ensemble. J'avoue que depuis que nous sommes parents, c'est une des choses qui me manque. C'est un plaisir simple, qui nous fait à chaque fois beaucoup de bien.

→ Nous organisons des soirées sans portable, sans télévision, sans ordinateur. Une fois notre fille couchée, le champ est totalement libre pour l'improvisation et la créativité. C'est aussi l'occasion de retrouver ce que l'on aimait particulièrement faire au début de notre relation. Ce temps de qualité permet de se sentir en lien avec son partenaire et nourrit le besoin d'être aimé et reconnu dans son couple.

→ Le week-end, nous faisons la sieste en même temps que notre fille. Cela a un double avantage : nous refaisons le plein d'énergie et, par conséquent, nous pouvons veiller plus tard, une fois la petite au lit.

→ Régulièrement, nous consacrons une journée, en semaine, uniquement pour nous deux. Dans notre jargon de couple, nous avons rebaptisé cette journée TFU ou Time For Us. Il s'agit d'une journée que nous planifions dans nos agendas et que nous posons en journée de congé auprès de nos employeurs. Nous avons choisi cette formule en semaine, et pas en week-end, pour diverses raisons :

• Pas de baby-sitting à prévoir, car notre fille est à l'école
• Le créneau horaire partagé est plus long que seulement deux heures, si on avait recours à une garde occasionnelle.
• Pas de frais lié au baby-sitting.
• Il y a beaucoup moins de monde dans les lieux de culture (cinéma, musée, expositions...), les salons, les magasins, les spas, les parcs, les piscines, les restaurants... Il est plus aisé de réserver, même à la dernière minute. C'est beaucoup moins cher et plus calme. On a ainsi le sentiment de savourer chaque instant de la journée.
• Accessoirement, nous pouvons récupérer notre fille à la sortie de l'école. Cette dernière est ravie.
Notre seul regret, c'est de ne pas pouvoir aller au théâtre durant cette journée, car malheureusement les pièces sont encore jouées uniquement en soirée.

→ Pour des escapades plus exceptionnelles ou des sorties en soirée, nous avons recours au baby-sitting. C'est justement l'occasion d'aller au théâtre ou au concert, ce que l'on ne peut pas faire lors de nos journées TFU.

● INSTAUREZ DES MOMENTS DE PAUSE DANS VOTRE JOURNÉE

Pour éviter la surchauffe et risquer le burn-out, il est important d'apprendre à ralentir quelques minutes dans une journée. Même si ce moment est court, le vivre intensément est essentiel pour laisser tomber les ruminations qui empêchent, bien souvent, d'apprécier les petits bonheurs de la vie.

Voici quelques activités simples que je pratique régulièrement pour m'alléger l'esprit et diminuer la charge mentale.

→ J'effectue une partie du trajet domicile-travail à pied (10 à 15 minutes suffisent). C'est pour moi un vrai moment de transition entre ma vie personnelle et ma vie professionnelle. J'essaye le plus possible d'effectuer ce trajet en pleine conscience en essayant de me focaliser sur l'instant présent et reste attentive aux sensations que j'éprouve dans l'instant. Je profite également de ce moment pour me reconnecter à la nature autour de moi.

Par exemple, en hiver, je me concentre sur la sensation que crée le souffle du vent froid sur mon visage. Au printemps, quand la nature change à chaque instant, je suis attentive aux chants des oiseaux, j'observe le mouvement des feuilles dans les arbres. Je prends conscience de la beauté de ce paysage éphémère, car l'instant d'après, le jour d'après, il n'est déjà plus. En été, je me concentre sur les parfums et la luminosité des paysages. En automne, j'observe toutes les nuances de couleurs de feuilles. À chaque expérience, je reste concentrée sur l'instant présent et accueille avec bienveillance la sensation qui se crée en moi.

Ce petit exercice très simple m'évite de tomber dans les ruminations incessantes de l'esprit et me permet d'aborder sereinement la partie professionnelle ou personnelle qui va débuter.

Frédéric Lenoir y consacre d'ailleurs un chapitre dans son ouvrage Du bonheur, un voyage philosophique. Il explique les vertus d'une reconnexion régulière à la nature. Cette expérience apporte incontestablement une certaine détente et permet notamment de lutter contre les états dépressifs. Qui n'a jamais ressenti un bien fou à se balader en forêt ou à contempler un paysage en bord de mer ? Se connecter à la nature est un antidépresseur puissant.

→ Une fois par semaine, je déjeune seule, dans un espace calme (parc, bord d'un lac...), sans hâte, si possible en pleine nature. Je savoure chaque bouchée, redécouvre chaque saveur, comme si c'était la première fois que je dégustais le plat.

● SOYEZ CURIEUX DE VOUS-MÊME, DÉCOUVREZ QUELS SONT VOTRE MOTEUR ET VOS MOTIVATIONS DANS LA VIE

Dans le livre Du bonheur, un voyage philosophique, Frédéric Lenoir livre des pistes pour accéder au bonheur. Parmi les voies abordées, on peut citer : « Donner du sens à sa vie et cultiver l'art d'être soi-même ».

Frédéric Lenoir insiste sur le fait que développer l'art d'être soi-même suppose d'identifier ses valeurs profondes, ce qui est important pour nous, ce que l'on a à cœur de réaliser. Cela permet de relativiser les supposés échecs, de se développer autour de ses forces et de « s'orienter vers ce qui nous correspond profondément », en visant « un mode d'existence raisonnable ». C'est donc renoncer à une vie fantasmée ou « supposée idéale », telle que vantée par nos sociétés occidentales.

Il explique également que, depuis notre enfance, on passe beaucoup de temps à se former à des techniques complexes, à apprendre des choses diverses et variées. Mais combien de temps consacrons-nous réellement à la connaissance de nous-mêmes ? Or savoir qui on est, ce qui nous motive, identifier notre but dans la vie est essentiel pour faire des choix et donner du sens à son existence.

Donner du sens à sa vie peut se traduire par le choix d'un métier en fonction de ses centres d'intérêt, sa personnalité. On peut aussi se consacrer à une cause qui nous tient à cœur en s'engageant auprès d'une association ou toute autre activité nous apportant une réelle source d'épanouissement.

En prenant le temps de se connaître et de se découvrir, on tend à définir son but dans la vie. Ce but, comme un fil conducteur, guidera nos choix, apportera des réponses à nos interrogations lors des moments de doute, nous invitera à valoriser nos progrès sur le chemin pour l'atteindre.

Pour ma part, donner du sens à ma vie passe aussi par l'écriture de ce livre. J'ai eu une envie très forte de partager ma vision d'un monde moderne plus simple, davantage tournée vers la qualité, tant dans les choix de consommation que dans les relations humaines. Je suis intimement persuadée que le changement s'inscrit déjà dans les actions, même minimes, réalisées au quotidien. Si, individuellement, nous optons pour des approches alternatives, progressivement, un autre modèle plus solidaire, plus respectueux de l'humain et de notre environnement se développera. C'est aussi le monde de demain que nous préparons pour nos enfants et nos petits-enfants. C'est l'héritage le plus important qu'on leur laissera.

Il m'a fallu du temps pour comprendre que je cultivais une certaine philosophie de vie, basée sur la simplicité, et que j'étais animée par le goût du changement et des solutions alternatives. Enfant, j'étais déjà sensible aux actions pour limiter le gaspillage à la maison. Mes plaisirs étaient et sont restés simples, comme cuisiner avec ma mère, m'imprégner de la sagesse de ma grand-mère lors de longues discussions, flâner à la bibliothèque.

J'étais particulièrement fière de ma garde-robe unique, confectionnée avec soin par ma mère (là où mes copains ados ne juraient que par les marques). J'avais déjà un goût prononcé pour la sobriété et l'épuré. À ma façon, je cultivais déjà l'art de la simplicité. Des années plus tard, je comprends que cette même simplicité m'est intrinsèque et constitue une force que j'ai envie de cultiver.

À vous de découvrir, ce qui vous motive, votre but. Cheminer vers ce but, c'est aussi apprendre à être heureux avec soi et avec les autres.

DES COMPTES CLAIRS POUR ÊTRE SEREIN FINANCIÈREMENT

On veut gagner de l'argent pour vivre heureux,
et tout l'effort et le meilleur d'une vie
se concentrent pour le gain de cet argent.
Le bonheur est oublié, le moyen pris pour la fin.

Albert Camus

Vous connaissez tous le vieil adage : « Les bons comptes font de bons amis. » J'y ajouterai « Les bons comptes enlèvent beaucoup de soucis. »

Pour beaucoup d'entre nous, faire le compte de ses dépenses ou prévoir un budget s'apparente à une vraie corvée. Bien que 50 % des Français consultent régulièrement leur compte bancaire, principalement par Internet, seulement 18 % des Français suivent réellement leurs finances personnelles, tant la tâche est perçue comme pénible.

Je vous invite à vous réconcilier avec cette activité, car vous gagnerez en indépendance financière, vous éviterez bien des disputes avec votre conjoint et vous retrouverez de la sérénité, car vous piloterez enfin vos finances, au lieu de les subir. Ne comptez pas sur votre banquier pour le faire à votre place. Il n'y a aucun intérêt, car les agios et autres pénalités lui rapportent gros, en même temps qu'ils vous plombent financièrement et vous minent le moral.

Discutez ouvertement et librement avec votre conjoint de la façon dont vous voulez procéder pour vos dépenses courantes, exceptionnelles et personnelles. Cette discussion entre amoureux n'est certes pas très romantique, mais elle est nécessaire, car la gestion des finances participe à une bonne entente dans le couple. Souhaitez-vous plutôt un compte commun, exclusivement des comptes séparés ou une formule mixte combinant comptes personnels pour les dépenses privées et compte joint pour les dépenses de fonctionnement de la famille ? Si vous êtes mariés, optez pour une solution en cohérence avec votre régime matrimonial ou les clauses de votre contrat de mariage.

On a tous acquis, par notre histoire personnelle, des croyances sur la gestion des finances dans une famille. Une discussion libre, sans jugement, vous aidera à choisir la solution qui convient le mieux à votre couple. Ce sera votre solution et cela épargnera les éventuelles frustrations de l'un ou de l'autre sur le sujet.

Une fois ce premier choix fait, définissez un mode de suivi des finances et le moyen qui sera utilisé (logiciel dédié, tableur Excel personnalisé, livre de comptes...). Il existe de nombreux logiciels et tutoriels sur Internet pour vous aider. À vous de trouver celui qui vous convient.

Le suivi des finances doit rester un moment plaisant.

En général, je planifie dans mon agenda le moment où je vais faire mes comptes, exactement comme quand j'ai prévu de faire du sport ou une sortie avec des amis. Cela m'évite de me dérober et de repousser sans cesse cette activité. Je m'installe confortablement, mets ma playlist préférée pour rester détendue et commence mon suivi mensuel, tout en savourant un bon thé.

Si vous êtes à l'aise avec Excel, vous pouvez construire votre propre fichier de pilotage et de suivi, en créant notamment des indicateurs pertinents pour avoir une vision synthétique de l'état de vos finances. A minima, ce fichier devra comporter deux grandes sections : BUDGET (= Comment j'ai prévu de gérer mon argent) et RÉALISÉ (= comment j'ai géré réellement mon argent). Pour chaque section, les éléments REVENUS (= Argent qui entre), DÉPENSES (= Argent qui sort) et BÉNÉFICES (= Argent qui reste, par exemple pour épargner ou investir) figureront.

	BUDGET **CE QUI EST PRÉVU**	RÉALISÉ **LA RÉALITÉ**
REVENUS **ARGENT QUI RENTRE**		
DÉPENSES **ARGENT QUI SORT**		
BÉNÉFICES **ARGENT QUI RESTE**		

Les postes REVENUS, DÉPENSES et BÉNÉFICES y seront détaillés.

. REVENUS (ARGENT QUI RENTRE)

1 / Revenus réguliers
(salaires, aides régulières, autres revenus réguliers...)

2 / Revenus exceptionnels
(prime, subvention exceptionnelle...)

3 /Revenus locatifs

4 / Autres sources de revenus

. DÉPENSES (ARGENT QUI SORT)

1 / Dépenses fixes de fonctionnement du foyer (remboursement prêt immobilier, charges de copropriété, paiement du loyer, assurances maison et automobile, impôts, frais de garde d'enfants, frais bancaires...)

2 / Autres dépenses fixes (abonnements téléphonique, transport, divers...)

3 / Dépenses variables de fonctionnement du foyer (courses alimentaires, frais de santé, frais électricité, carburant)

4 / Dépenses variables confort personnel (vêtements, coiffeur, esthéticienne, loisirs, sorties...)

5 / Dépenses variables exceptionnelles ou occasionnelles (entretien automobile,entretien maison, vacances, autres...)

6 / Dépenses dédiées à un projet spécifique et planifié (gros travaux d'aménagement de l'habitat, naissance d'un enfant, mariage...)

. BÉNÉFICES (ARGENT QUI RESTE)

1 / Épargne régulière

2 / Bénéfices exceptionnels

3 / Montants réinvestis en actifs

Suivre ses comptes régulièrement est l'assurance de gérer au mieux ses finances. En étant votre propre banquier, vous limiterez les achats compulsifs dictés par la publicité. Vous optimiserez vos dépenses et pourrez plus facilement dégager des bénéfices pour épargner ou réinvestir en actifs. Vous gagnerez enfin en confiance, car vous ne subirez plus vos finances, mais vous les piloterez enfin !

Mon astuce perso

À la maison, nous avons pris l'habitude de gérer nos finances comme on le ferait pour une entreprise.

En début d'année, mon mari et moi établissons un budget prévisionnel pour chaque thème. Pour cela, on se réfère à nos dépenses passées, pour avoir une base de référence. Nous appliquons ensuite un pourcentage d'augmentation (de l'ordre de 1 à 5 %) pour les postes de dépenses fixes de fonctionnement du foyer. Cela nous permet d'anticiper les éventuelles augmentations annuelles d'électricité, de garde d'enfants… A minima, nous considérons le taux d'inflation annuelle, en première approximation.

Nous passons ensuite en revue les autres postes et décidons d'augmenter ou de diminuer le budget alloué, suivant nos besoins et nos objectifs d'optimisation souhaités. Si nécessaire, nous ajustons notre budget prévisionnel à mi-année.

Tous les mois, nous faisons nos comptes. L'exercice consiste à comparer la situation réelle au budget prévisionnel mensuel.

Depuis que nous avons commencé à suivre d'un peu plus près nos dépenses, nous avons réussi à faire de substantielles économies, tout en sécurisant les postes de dépenses liés au fonctionnement du foyer.

De plus, en optant pour une vie plus simple, en repensant notre façon de consommer, nous avons mis en évidence différents leviers pour optimiser nos finances. On ne se rend pas forcément compte, mais les petits achats divers, souvent en mode compulsif, finissent par coûter cher sur une année. Désormais, avant chaque achat, nous nous interrogeons sur nos besoins réels. Ai-je nécessairement besoin de cet article ou de ce service ? Est-ce une envie ou un réel besoin ? Est-il déjà pris en compte dans mon budget ?

En général, la réponse devient claire en différant son achat de quelques jours. Si le besoin ne se manifeste plus, alors, il est fort à parier qu'il s'agissait d'une simple impulsion ou d'une envie.

Une de mes autres astuces est d'épargner en début de mois, dès réception de mon salaire. C'est extrêmement gratifiant, car on se paye pour le travail réalisé dans le mois et cela permet de mettre à coup sûr de l'argent de côté pour de prochains achats importants.

Si lors de vos suivis de compte, vous constatez des écarts ou des dérives significatifs, interrogez-vous et identifiez le problème, en particulier si vous constatez que le même poste de dépenses est continuellement dans le rouge. Voyez alors comment vous pouvez améliorer la situation.

Et dans la vraie vie...

Voici le témoignage de mon mari qui montre qu'en matière de changement, le passage à l'action n'est pas toujours facile. Remettre en question ses certitudes et ses habitudes, demande parfois un peu de temps.

« Quand ma femme m'a proposé de suivre les finances du foyer dans un fichier informatique, comme si on était une entreprise, ma première réaction a été de la rassurer en lui disant que ce n'était pas nécessaire, car nous n'étions pas des gens dépensiers. J'ai aussi ajouté fièrement que nous faisions toujours attention à ne pas dépenser plus que ce que nous gagnions. Et donc, suivre nos comptes sur un fichier n'avait pas vraiment d'intérêt pour nous.

J'avais raison, c'était certain ! Mais ma femme me fit tout de même remarquer que suivre les comptes permettait justement de ne pas s'endetter, d'épargner au bon moment, d'optimiser les postes de dépenses et de mieux préparer les projets de famille. Je lui ai répondu que j'allais me documenter de mon côté et que nous pourrions en rediscuter un autre jour.

Je n'ai pas eu besoin de surfer longtemps sur le Net pour me rendre à l'évidence : des sites de vulgarisation bancaire qui avaient pignon sur rue, comme cbanque.com ou francetransactions.com, vantaient les avantages d'un suivi rigoureux des comptes.

Ma femme avait donc raison : grâce à un suivi structuré des finances, on pouvait, par exemple, dire combien il fallait d'argent (en général) pour assurer les dépenses du foyer. On pouvait également savoir combien il nous était possible d'épargner chaque mois, dès que l'on recevait son salaire (d'habitude, j'attendais de voir combien il me restait, après avoir payé tout ce qui était nécessaire pour la maison, les loisirs...).

Bien évidemment, je n'avais pas l'intention d'admettre que j'avais tort, tout de suite, histoire de la faire poireauter un peu (c'était, là, ma petite vengeance !).

Quinze jours plus tard, je lui ai tout de même annoncé que j'étais d'accord pour tenter le nouveau mode de suivi de nos finances.

Pour être honnête, le premier exercice a été un peu long, car nous sommes entrés dans les détails (ce que je ne faisais pas auparavant). J'ai été surpris des premiers résultats. J'ai pu alors identifier mon profil de consommation et mettre en évidence des postes de dépenses que l'on pouvait optimiser. Avec les encouragements de ma femme, nous avons continué à suivre nos dépenses personnelles et familiales, régulièrement, dans un tableau Excel « fait maison », adapté à notre vie. Au fil du temps, l'exercice est devenu de plus en plus facile et rapide. J'ai appris à acheter moins mais mieux, en raccrochant notamment chaque achat à un besoin réel. Je succombe beaucoup moins aux achats impulsifs. Les économies générées par le suivi plus rigoureux de nos finances nous ont permis de mieux épargner et de planifier sereinement de belles expériences en famille (voyages, loisirs...). Cela a également évité bien des disputes inutiles dans notre couple sur la question de l'argent.

Je me suis vite pris au jeu, puisque depuis la version d'origine, notre tableau s'est enrichi de diverses formules de calculs, de graphiques et d'indicateurs visuels (Je m'amuse comme je peux à l'optimiser encore. C'est dire comme ce suivi budgétaire est devenu important !).

Avec le recul, je suis très reconnaissante à ma femme de nous avoir incités à suivre nos comptes (même si j'ai toujours un peu de mal avec la colonne prévisionnelle).

Alors si, comme moi, vous n'êtes pas convaincus, tentez l'exercice au moins une fois. Vous serez surpris de voir comment quelques chiffres en disent long sur votre façon de consommer. »

L'ESSENTIEL EN QUELQUES MOTS...

- Pour rester serein au quotidien, arrêtez de vous mettre la pression en vous référant à une image de vie idéale. Les scènes idéales décrites dans les publicités et dans les films sont de la pure fiction.

- Savourez l'instant présent et apprenez à apprécier les petits bonheurs quotidiens.

- Ne répondez pas oui à toutes les sollicitations. Elles peuvent consommer votre énergie, votre temps. Apprenez à dire non, sans crainte de passer pour un égoïste.

- Modifiez vos habitudes de travail pour aller à l'essentiel : planifiez au mieux votre journée, instaurez des moments de pause, concentrez-vous sur vos activités et déléguez à chaque fois que c'est possible.

- Si vous passez beaucoup de temps dans les transports, trouvez le moyen de valoriser ce temps en faisant une activité qui vous enchante (écouter de la musique, lire, apprendre, écrire, méditer...).

- Profitez des bienfaits de la sieste. C'est un excellent moyen de faire le plein d'énergie en quelques minutes.

- Réservez et cultivez du temps pour votre couple : chaque instant passé ensemble est précieux pour votre relation.

- Soyez sélectif en matière d'amitié : « Avec un ami, on fait œuvre commune et un petit nombre d'amis doit suffire ; comme dans la nourriture, il faut peu d'assaisonnement », disait Aristote.

• Soyez curieux de vous-même. Prenez le temps de découvrir votre moteur et vos motivations.

• L'argent ne doit pas rester un sujet tabou dans votre couple. Discutez avec votre conjoint de la façon dont vous voulez gérer vos dépenses courantes, exceptionnelles et personnelles : compte joint, compte personnel, formule mixte. Optez pour une formule en cohérence avec votre régime matrimonial, le cas échéant.

• Adoptez un outil de suivi budgétaire : logiciel du commerce, tableau Excel personnalisé, livre de compte, application proposée par votre banque...

• Planifiez régulièrement le suivi de vos comptes (hebdomadaire, mensuel) et surtout ne vous défilez pas. C'est une activité aussi importante que les activités de loisirs ou les courses.

• Rendez cette activité de suivi de comptes la plus plaisante possible : soyez détendu, mettez un peu de musique, prenez un bon café ou un délicieux thé... N'oubliez pas que vous gérez là votre petite entreprise familiale.

CHAPITRE 6

L'essentiel d'une vie simple

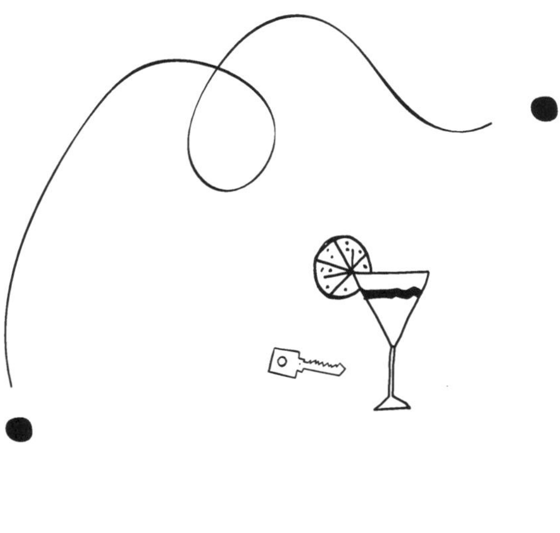

CULTIVER LA SIMPLICITÉ C'EST TOUT SIMPLEMENT

...

p.264

La simplicité
est la sophistication
suprême.

Léonard de Vinci

Tout au long de ce livre, j'ai cherché à vous montrer comment le choix d'une vie plus simple conduit à repenser ses priorités, à se libérer du diktat des médias et du marketing, à faire des économies, à se recentrer sur l'humain, sans pour autant renoncer au confort de la modernité.

Simplifier sa vie, ce n'est pas retourner à l'âge de pierre. C'est surtout privilégier des solutions alternatives plus écologiques, plus humaines et probablement peu populaires. Mais les bénéfices récoltés sont immenses. Vous vous sentirez plus serein. Vous apprendrez à vivre réellement dans l'instant présent, au lieu de ressasser le passé, de craindre l'avenir ou d'espérer un futur salvateur. Vous allégerez votre quotidien en apprenant à dire non, en faisant enfin des choix en conscience. Vous ferez incontestablement des économies, mangerez plus sainement et serez plus en forme.

Je vous souhaite tous ces bienfaits. Alors, allez-y ! Commencez quand vous vous sentirez prêts. Procédez par étapes. Un changement après l'autre, pour que cette (r)évolution soit durable. Appréciez chaque petit pas réalisé, félicitez-vous et soyez surtout fiers de vous.

Vous aurez très probablement des moments de doutes. J'en ai eu aussi. Parfois, j'ai été à deux doigts de renoncer à mon projet de simplification, car le plus dur a été sans doute d'entraîner ma famille dans cette aventure et d'assumer mes choix dans la vie de tous les jours. J'ai commis des erreurs, mais j'ai aussi beaucoup appris de cette période de transition.

Je suis passée par une phase où j'ai essayé d'imposer mes choix. Mais je me suis vite rendu compte que cela générait de la tension et de la résistance de la part de mes proches, soit tout l'inverse de ce que je recherchais. J'ai failli tout laisser tomber en me demandant si ces changements valaient vraiment la peine. N'était-ce pas du zèle de ma part ?

Mais après réflexion, je me suis rendu compte que, si mes motivations profondes avaient du sens, ma communication n'était pas toujours adaptée. Comme pour les projets de conduite de changement dans le cadre professionnel, je devais aussi être attentive à ma façon de communiquer sur le sujet auprès de mes proches, leur laisser du temps pour qu'ils s'adaptent aux changements, du temps pour qu'ils acquièrent de nouvelles habitudes, comprendre et lever progressivement leurs freins au changement, tout en les rassurant et en les encourageant. Non, je n'étais pas en train de me transformer en une autre. Non, je n'allais pas renoncer à toute forme de modernité et revenir au temps des cavernes. J'invitais juste à faire des choix plus simples qui permettent d'être moderne tout en préservant ce que nous avons de plus précieux, à savoir notre santé et notre planète.

Dès lors, j'ai changé de stratégie. Je n'ai plus cherché à imposer ou à évangéliser, j'ai tout simplement montré l'exemple par mes actions au quotidien.

Pour être honnête, au début, cela m'irritait quand mon mari rentrait des courses avec moult emballages ou que ma fille me réclamait des objets ou des gâteaux comme ses copines.

Alors, au lieu de faire des remarques et de braquer tout le monde, j'ai plutôt accompagné pour instaurer de nouvelles habitudes. Par exemple, à chaque fois que nous faisions nos courses en famille, je prenais mes petits sacs en tissus. Une fois, à ma grande surprise, mon mari est revenu des courses avec 3 kilos de riz, ce qui était beaucoup trop pour la semaine, mais il avait, enfin, utilisé un sac en tissu. Nous avons beaucoup ri, lui le premier, et depuis cet épisode, il a non seulement appris à mieux contrôler le doseur de produits en vrac, mais il a aussi définitivement adopté nos sacs réutilisables. Quant à ma fille, je l'ai impliquée dans l'élaboration de nos goûters maison pour qu'elle apprécie aussi les alternatives moins industrielles. Il est vrai qu'elle ne peut pas résister à la pâte à tartiner maison dont elle connaît maintenant la recette par cœur. Aujourd'hui, de nouvelles habitudes ont été prises dans notre famille et nous les assumons complètement en dehors de notre sphère familiale. Cette façon de vivre, plus simple, fait désormais partie de notre ADN.

Cultiver la simplicité est une aventure sur le long terme. Vous ne ferez plus tout à fait comme tout le monde et parfois le regard des autres pourra être lourd. Mais progressivement, vous apprendrez à vivre votre vie, en conscience. Je souhaite que ce choix vers plus de simplicité vous apporte autant de sérénité qu'il en apporte, à moi et à ma famille.

Voici, en résumé, mes quelques conseils pour cultiver la simplicité et gagner en sérénité au quotidien.

CULTIVER LA SIMPLICITÉ C'EST TOUT SIMPLEMENT...

• Manger le plus possible des produits de saison issus de l'agriculture biologique.

• Privilégier les produits locaux par rapport aux produits lointains ayant parcouru des milliers de kilomètres avant d'arriver dans nos assiettes.

• Consommer moins de viande : c'est bon pour notre santé et notre porte-monnaie.

• Cuisiner le plus possible : c'est le meilleur moyen de maîtriser la composition de ce que l'on mange.

• Accommoder les restes pour éviter les gaspillages.

• Acheter le juste nécessaire et ne pas succomber aux appels de la publicité.

• Limiter les emballages pour faire des économies et ne pas augmenter les déchets.

• Prendre soin de soi et de sa maison avec des produits naturels simples.

• Apprendre à décrypter les étiquettes pour se fier uniquement à la liste des ingrédients. Les slogans marketing n'ont pas valeur de vérité. Ils n'ont qu'un objectif : nous faire acheter le produit.

• Limiter son temps d'exposition aux médias pour retrouver du temps pour soi et alléger son esprit.

• Opter pour une éducation bienveillante auprès de ses enfants, sans oublier que la mère parfaite n'existe pas.

• Protéger les enfants des écrans, en limitant leur temps d'exposition à la télévision, à la publicité, aux jeux électroniques, à l'Internet. Explorer la nature, courir au parc, faire du vélo, grimper aux arbres, rêver, lire sont des activités mille fois meilleures pour leur développement.

• Préserver autant que possible leur enfance du syndrome du « trop » qui est générateur de stress : trop d'informations, trop de choix, tout trop vite.

• Découvrir les bienfaits de la méditation pour savourer l'instant présent et limiter les ruminations.

• Soigner les maux de la vie de tous les jours par la médecine douce.

• Gérer ses revenus et ses dépenses pour être serein financièrement.

• Simplifier ses relations amicales et faire de son couple une priorité.

• Replacer l'humain et l'environnement au cœur de ses choix.

• Être curieux, s'interroger sur ses choix et vérifier qu'ils sont bons pour nous et pour la planète.

• Rire à pleins poumons et savourer chaque petit bonheur qu'offre une journée.

• Ne pas se mettre de pressions négatives en voulant faire comme tout le monde ou répondre à un supposé idéal.

• Ne pas se juger ou juger les autres.

• Cesser de culpabiliser et être toujours bienveillant avec soi-même.

Maintenant, à vous de compléter cette liste...

La boîte à outils

OUTIL N°1

UN CALENDRIER POUR PRIVILÉGIER LES PRODUITS DE SAISON

LES PRODUITS DU PRINTEMPS	**MARS**
FRUITS	CITRON, KIWI, ORANGE, PAMPLEMOUSSE, POIRE, POMME *Fin de saison : kiwi, orange, poire*
LÉGUMES	ASPERGE, BETTERAVE, BLETTE, CAROTTE, CÉLERI, CHOU DE BRUXELLES, ENDIVE, ÉPINARD, FRISÉE, NAVET, OIGNON, POIREAU, POMME DE TERRE **Primeur : asperge, blette, épinard** *Fin de saison : chou de Bruxelles, frisée, céleri*

AVRIL	MAI
CITRON, PAMPLEMOUSSE, POMME, RHUBARBE **Primeur : rhubarbe** *Fin de saison : citron, pamplemousse, pomme*	CERISE, FRAISE, FRAMBOISE, RHUBARBE **Primeur : cerise, fraise, framboise** *Fin de saison : rhubarbe*
ASPERGE, BETTERAVE, RADIS, BLETTE, CAROTTE, ENDIVE, ÉPINARD, NAVET, OIGNON, POIREAU, POMME DE TERRE, **Primeur : radis** *Fin de saison : endive*	AIL, ASPERGE, AUBERGINE, BETTERAVE, BLETTE, CAROTTE, CÉLERI, CHOU-FLEUR, CONCOMBRE, COURGETTE, ÉPINARD, LAITUE, NAVET, OIGNON, POIREAU, POMME DE TERRE **Primeur : ail, aubergine, céleri, chou-fleur, concombre, courgette, laitue, petit pois** *Fin de saison : asperge*

LES PRODUITS DU PRINTEMPS	MARS
FRUITS DE MER	BULOT, HUÎTRE, COQUILLE SAINT-JACQUES, BULOT *Fin de saison : huître*
FROMAGES	→
POISSONS	→

AVRIL	MAI
COQUILLE SAINT-JACQUES, LANGOUSTE **Primeur : langouste**	COQUILLE SAINT-JACQUES, LANGOUSTE, TOURTEAU, LANGOUSTINE **Primeur : langoustine, tourteau**

BLEU D'AUVERGNE, BLEU DE GEX, BLEU DES CAUSSES, BOULETTES D'AVESNES, BRIE DE MEAUX, BRIE DE MELUN, BROCCIO, CABÉCOU, CAMEMBERT, CANCOILLOTTE, COULOMMIERS, EMMENTAL, ÉPOISSES, FÉTA, FOURME D'AMBERT, GORGONZOLA, LANGRES, LIVAROT, MAROILLES, MASCARPONE, MIMOLETTE, MORBIER, MOZZARELLA, MUNSTER, NEUFCHÂTEL, PARMIGIANO REGGIANO, PONT-L'ÉVÊQUE, POULIGNY-SAINT-PIERRE, REBLOCHON, RICOTTA, SAINT-NECTAIRE, TOMME DE SAVOIE

BROCHET, CHINCHARD, COQUILLE SAINT-JACQUES, DORADE GRISE, ÉGLEFIN, HARENG, HOMARD, LANGOUSTINE, LIEU JAUNE, LIEU NOIR, MAQUEREAU, MERLAN, SAINT-PIERRE, SARDINE, THON BLANC, TOURTEAU

À privilégier : hareng, lieu noir, maquereau, sardine

À consommer avec modération (population en baisse) : thon

LES PRODUITS DE L'ÉTÉ	JUIN
FRUITS	ABRICOT, CASSIS, CERISE, FRAISE, FRAMBOISE, GROSEILLE, MELON, POMME **Primeur : abricot, cassis, groseille, melon, pomme**
LÉGUMES	AIL, ARTICHAUT, AUBERGINE, BETTERAVE, BLETTE, CAROTTE, CÉLERI, CHOU, CHOU-FLEUR, CONCOMBRE, COURGETTE, ÉPINARD, FENOUIL, LAITUE, NAVET, OIGNON, POIREAU, PETIT POIS, POIVRON, POMME DE TERRE, RADIS **Primeur : artichaut, fenouil, petit pois, poivron, radis** *Fin de saison : navet*

JUILLET	AOÛT
ABRICOT, CASSIS, CERISE, FIGUE, FRAISE, FRAMBOISE, GROSEILLE, MELON, MIRABELLE, NECTARINE, PÊCHE, POMME, PRUNE **Primeur : figue, nectarine, pêche, prune** *Fin de saison : cerise, fraise, framboise, groseille*	MIRABELLE, ABRICOT, CASSIS, FIGUE, MELON, MÛRE, MYRTILLE, NECTARINE, PASTÈQUE, PÊCHE, POIRE, POMME, PRUNE, PRUNEAU **Primeur : mûre, myrtille, pastèque, poire, pruneau** *Fin de saison : abricot, cassis, figue, nectarine*
AIL, ARTICHAUT, ASPERGE, AUBERGINE, BETTERAVE, BLETTE, CAROTTE, CÉLERI, CHOU, CHOU-FLEUR, CONCOMBRE, COURGETTE, ÉPINARD, FENOUIL, HARICOT, LAITUE, MAÏS, OIGNON, POIREAU, PETIT POIS, POIVRON, POMME DE TERRE, RADIS, TOMATE ASPERGE **Primeur : asperge, haricot, maïs, tomate** *Fin de saison : petit pois*	AIL, ARTICHAUT, AUBERGINE, BETTERAVE, BLETTE, CAROTTE, CÉLERI, CHOU, CHOU-FLEUR, CONCOMBRE, COURGETTE, ÉPINARD, FENOUIL, HARICOT, LAITUE, MAÏS, OIGNON, POIREAU, POIVRON, POMME DE TERRE, RADIS, TOMATE

LES PRODUITS DE L'ÉTÉ	JUIN
FRUITS DE MER	CREVETTE, ÉCREVISSE, HOMARD, LANGOUSTE, LANGOUSTINE
FROMAGES	→
POISSONS	→

JUILLET	AOÛT
CREVETTE, ÉCREVISSE, GAMBAS, HOMARD, LANGOUSTE, LANGOUSTINE	CREVETTE, ÉCREVISSE, HOMARD, LANGOUSTE, LANGOUSTINE

ABONDANCE, BEAUFORT, BLEU D'AUVERGNE, BLEU DE BRESSE, BLEU DES CAUSSES, BOULETTE D'AVESNES, BRIE DE MEAUX, BRIE DE MELUN, BRILLAT-SAVARIN, BROCCIO, CAMEMBERT, CANCOILLOTTE, CANTAL, CHABICHOU, COMTÉ, CROTTIN DE CHAVIGNOL, EMMENTAL, ÉPOISSES, FÉTA, FOURME D'AMBERT, GORGONZOLA, GRUYÈRE, LAGUIOLE, LANGRES, LIVAROT, MAROILLES, MASCARPONE, MIMOLETTE, MONT D'OR, MORBIER, MOZZARELLA, MUNSTER, NEUFCHÂTEL, OSSAU-IRATY, PARMIGIANO REGGIANO, PONT-L'ÉVÊQUE, POULIGNY-SAINT-PIERRE, REBLOCHON, RICOTTA, ROCAMADOUR, ROQUEFORT, SAINT-FÉLICIEN, SAINT-NECTAIRE, SAINTE-MAURE, SALERS, SELLES-SUR-CHER, TOMME DE SAVOIE, VACHERIN MONT-D'OR, VALANÇAY

ANCHOIS DE MÉDITERRANÉE, CALMAR, COLIN, COQUE, DORADE GRISE, ÉGLEFIN, GRONDIN ROUGE, HARENG, HOMARD, LANGOUSTINE, LIEU JAUNE, LIEU NOIR, MAQUEREAU, MERLAN, MOULE DE BOUCHOT, ROUGET, ROUGET-BARBET, SAINT-PIERRE, SARDINE, TACAUD, THON BLANC OU GERMON, TOURTEAU, TOURTEAU BRETON

À privilégier : hareng, colin, lieu noir, maquereau, sardine

À consommer avec modération (population en baisse) : thon

LES PRODUITS DE L'AUTOMNE	SEPTEMBRE
FRUITS	MELON, MÛRE, PAMPLEMOUSSE, MYRTILLE, PÊCHE, PASTÈQUE, POIRE, POMME, PRUNE, PRUNEAU, RAISIN **Primeur** : **raisin, pamplemousse** *Fin de saison : melon, mûre, myrtille, pastèque, pêche, prune, pruneau*
LÉGUMES	AIL, ARTICHAUT, RADIS, AUBERGINE, BETTERAVE, BLETTE, BROCOLI, CAROTTE, CÉLERI, CHOU, CHOU-FLEUR, CHOU DE BRUXELLES, CONCOMBRE, TOMATE, COURGETTE, ÉPINARD, FENOUIL, HARICOT, LAITUE, MAÏS, OIGNON, POIREAU, POIVRON, POMME DE TERRE, **Primeur** : **brocoli, chou de Bruxelles** *Fin de saison : artichaut, blette, poivron, tomate*

OCTOBRE	NOVEMBRE
COING, PAMPLEMOUSSE, POIRE, POMME, RAISIN **Primeur : coing** *Fin de saison : cerise, fraise, framboise, groseille*	COING, MANDARINE, KIWI, ORANGE, PAMPLEMOUSSE, POIRE, POMME, RAISIN **Primeur : mandarine, kiwi, orange** *Fin de saison : coing, raisin*
AIL, AUBERGINE, LAITUE, BETTERAVE, BROCOLI, CÉLERI, MÂCHE, CHOU, POIREAU, CAROTTE, CHOU-FLEUR, CHOU DE BRUXELLES, CONCOMBRE, COURGE, COURGETTE, ENDIVE, ÉPINARD, FENOUIL, RADIS, MAÏS,FRISÉE, HARICOT, OIGNON, POMME DE TERRE, **Primeur : courge, endive, frisée, mâche** *Fin de saison : aubergine, concombre, courgette, haricot, maïs, radis*	AIL, BETTERAVE, BROCOLI, CAROTTE, CÉLERI, CHOU, CHOU-FLEUR, CHOU DE BRUXELLES, COURGE, ENDIVE, ÉPINARD, FENOUIL, FRISÉE, LAITUE, MÂCHE, NAVET, OIGNON, POIREAU, POTIRON, POMME DE TERRE **Primeur : navet, potiron** *Fin de saison : brocoli, chou, chou-fleur, fenouil, frisée, laitue*

LES PRODUITS DE L'AUTOMNE	SEPTEMBRE
FRUITS DE MER	CREVETTE, ÉCREVISSE, HOMARD, LANGOUSTE, LANGOUSTINE, MOULE, PRAIRE, SEICHE
FROMAGES	→
POISSONS	→

OCTOBRE	**NOVEMBRE**
CREVETTE, HOMARD, LANGOUSTE, LANGOUSTINE, MOULE	CREVETTE, HOMARD, HUÎTRE, LANGOUSTE, MOULE, OURSIN

ABONDANCE, BRILLAT-SAVARIN, BROCCIO, CANCOILLOTTE, CANTAL, CHAOURCE, COMTÉ, EMMENTAL, ÉPOISSES, FÉTA, FOURME D'AMBERT, GRUYÈRE, MASCARPONE, MORBIER, MOZZARELLA, MUNSTER, OSSAU-IRATY, PARMIGIANO REGGIANO, POULIGNY SAINT-PIERRE, ROQUEFORT, SAINT-NECTAIRE, SALERS, VACHERIN MONT-D'OR

ANCHOIS DE MÉDITERRANÉE, BAR DE LIGNE, BULOT, CALMAR, COLIN, CONGRE, COQUILLE SAINT-JACQUES, DORADE GRISE DE LIGNE, ÉGLEFIN, GRONDIN ROUGE, HADDOCK, HARENG, HUÎTRE, LANGOUSTINE, LIEU JAUNE, LIEU NOIR, MAQUEREAU, MERLAN, MOULE, PALOURDE, ROUGET BARBET, SARDINE, TACAUD

À privilégier : hareng, colin, lieu noir, maquereau, sardine
À consommer avec modération (population en baisse) : bar

LES PRODUITS DE L'HIVER	DÉCEMBRE
FRUITS	MANDARINE, KIWI, ORANGE, PAMPLEMOUSSE, POIRE, POMME
LÉGUMES	AIL, BETTERAVE, CAROTTE, CÉLERI, COURGE, ENDIVE, CHOU DE BRUXELLES, ÉPINARD, MÂCHE, NAVET, OIGNON, POIREAU, POTIRON, POMME DE TERRE **Primeur** : **mâche, potiron** *Fin de saison : artichaut, blette, poivron, tomate*
FRUITS DE MER	COQUILLE SAINT-JACQUES, CREVETTE, HOMARD, HUÎTRE, MOULE

JANVIER	FÉVRIER
CITRON, KIWI, MANDARINE, ORANGE, PAMPLEMOUSSE, POIRE, POMME **Primeur** *:* **citron**	CITRON, KIWI, MANDARINE, ORANGE, PAMPLEMOUSSE, POIRE, POMME
AIL, BETTERAVE, CAROTTE, CÉLERI, COURGE, ENDIVE, CHOU DE BRUXELLES, ÉPINARD, NAVET, OIGNON, POIREAU, POMME DE TERRE *Fin de saison : courge, épinard*	AIL, BETTERAVE, CAROTTE, CÉLERI, CHOU DE BRUXELLES, ENDIVE, FRISÉE, MÂCHE, NAVET, OIGNON, POIREAU, POMME DE TERRE **Primeur** *:* **frisée, mâche** *Fin de saison : endive, frisée*
BIGORNEAU, BULOT, PRAIRE, COQUILLE SAINT-JACQUES, CREVETTE, HUÎTRE, MOULE	COQUILLE SAINT-JACQUES, CREVETTE, HUÎTRE, MOULE, PRAIRE

LES PRODUITS DE L'HIVER	DÉCEMBRE
FROMAGES	→
POISSONS	→

JANVIER	FÉVRIER

BEAUFORT, BRIE DE MEAUX, BRIE DE MELUN, BROCCIO, CHÈVRE FRAIS, COMTÉ, CROTTIN DE CHAVIGNOL, ÉPOISSES, GRUYÈRE, LAGUIOLE, LANGRES, LIVAROT, MAROILLES, MUNSTER, NEUFCHÂTEL, PONT-L'ÉVÊQUE, ROCAMADOUR, ROQUEFORT, SALERS, VACHERIN MONT-D'OR

BAR DE LIGNE, BROCHET, CHINCHARD, CONGRE, COQUE, COQUILLE SAINT-JACQUES, DORADE GRISE, ÉGLEFIN, GRONDIN ROUGE, HARENG, HUÎTRE, LANGOUSTINE, LIEU JAUNE, LIEU NOIR, MAQUEREAU, MERLAN, POULPE, SARDINE, SOLE, TACAUD

À privilégier : hareng, lieu noir, maquereau, sardine
À consommer avec modération (population en baisse) : bar

OUTIL N°2

LES ALTERNATIVES ÉCONOMIQUES ET ÉCOLOGIQUES

ou comment faire des économies en optant pour des produits réutilisables, économiques et écologiques

Selon l'Ademe, notre production de déchets a doublé en 40 ans ! Chaque Français produit en moyenne 590 kg de déchets par an. Une grande partie de ces déchets n'est pas recyclé et se retrouve en déchetterie, voire carrément en pleine nature, contribuant fortement à polluer les sols et les nappes phréatiques. Pourtant quelques alternatives simples, saines, peu onéreuses et écologiques peuvent aider à réduire nos déchets, à limiter notre impact sur l'environnement, tout en faisant des économies substantielles. Voici quelques produits que nous avons remplacés dans notre famille. Parfois, cela nécessite un petit investissement de départ, mais il est vite rentabilisé.

ARTICLE	PRODUIT ALTERNATIF
PAPIER ESSUIE-TOUT	CHIFFONS MICROFIBRES, ÉPONGES, SERPILLÈRE **Estimation gain annuel : 140 € par an et par habitant**
MOUCHOIRS EN PAPIER	MOUCHOIRS EN TISSU **Estimation gain annuel : 3 € → 15 étuis de 10 mouchoirs jetables contre 1 € → 1 mouchoir en tissu réutilisable** *Commentaire :* *Les mouchoirs en papier restent cependant utiles en cas de gros rhume. Dans ce cas, j'opte pour les mouchoirs en papier recyclé*
RASOIRS JETABLES	RASOIR DE SURETÉ RASOIR COUPE-CHOU **Estimation gain annuel : Rasoir de sureté → 40 € En moyenne la 1ére année (30 € prix moyen d'achat du rasoir + 10 € de lames – base : 48 rasages/an) Rasoirs jetables → 122 €./an (rasoir type Gillette Mach3 – base : 48 rasages/an)** *Commentaire :* *Le rasoir de sureté est amorti dès la première année d'utilisation.*

ARTICLE	PRODUIT ALTERNATIF
COTONS-TIGES	CURE-OREILLE **Estimation gain annuel : Cure-oreille : 4 € la 1 ère année (utilisable à vie) Cotons-tiges : 3 € /an** *Commentaire : Le cure-oreille doit être utilisé avec précaution. Ne pas enfoncer le cure-oreille au fond de l'oreille pour ne pas risquer d'endommager les tympans. Ne pas utiliser chez les enfants*
COTON DÉMAQUILLANT	CARRÉS DÉMAQUILLANTS LAVABLES **Estimation gain annuel : 120 €/an**
DÉTACHANT CHIMIQUE	SAVON DE MARSEILLE, TERRES DE SOMMIÈRES **Estimation gain annuel : 120 €/an**
NETTOYANT MULTIUSAGE	VINAIGRE, BICARBONATE DE SOUDE **Estimation gain annuel : La fabrication maison revient 2 à 10 fois moins chère.**

ARTICLE	PRODUIT ALTERNATIF
SERVIETTES ET TAMPONS HYGIÉNIQUES CONVENTIONNELS	COUPE MENSTRUELLE SERVIETTES HYGIÉNIQUES ÉCOLOGIQUES LAVABLES **Estimation gain annuel :** **Coupe menstruelle : 30 € en moyenne - utilisable pendant 10 ans** **Serviettes hygiéniques lavables :** **80 € en moyenne la 1 ère année (lavable 200 fois)** **Serviettes et tampons hygiéniques conventionnels :** **90 € par an** **Serviettes écologiques jetables :** **64 € par an**
GEL NETTOYANT MAINS	SAVON
COUCHES JETABLES	COUCHES LAVABLES COUCHES ÉCOLOGIQUES
LINGETTES JETABLES	LINGETTES LAVABLES
SAC DE CONGÉLATION	CONTENANTS EN VERRE RÉUTILISABLES

ARTICLE	PRODUIT ALTERNATIF
SAC À GLAÇONS	BAC À GLAÇONS
VAISSELLE ET COUVERTS JETABLES	VAISSELLE ET COUVERTS EN BOIS /EN INOX
BOUTEILLES D'EAU	CARAFE D'EAU, GOURDE
PILES JETABLES	PILES RECHARGEABLES
SERVIETTES DE TABLE EN PAPIER	SERVIETTES DE TABLE EN TISSU
BOUGIES, ENCENS, PRODUIT DÉSODORISANT	AÉRATION DE LA PIÈCE / BICARBONATE DE SOUDE
GEL WC	NETTOYANT WC « MAISON » **Estimation gain annuel : La fabrication maison revient 2 à 10 fois moins chère.**
MASQUE BEAUTÉ	MASQUE BEAUTÉ « MAISON »

ARTICLE	PRODUIT ALTERNATIF
PRODUIT DÉTARTRANT	VINAIGRE BLANC **Estimation gain annuel : Le vinaigre est 15 fois moins cher que les produits détartrants du commerce.**
MOUSSE À RASER, PRODUIT DÉMAQUILLANT, CRÈME	HUILE VÉGÉTALE **Estimation gain annuel : Plus de 100 €/an**
GEL DOUCHE	SAVON **Estimation gain annuel : Plus de 100 €/an**
DENTIFRICE	DENTIFRICE « MAISON » **Estimation gain annuel : Entre 30 et 100 €/an**

OUTIL N°3

UN TABLEAU DE GESTION DES COMPTES À PERSONNALISER

	BUDGET Ce qui est prévu	RÉALISÉ la réalité
REVENUS **Argent qui rentre**		
• Revenus réguliers		
Salaire		
Aides, allocations familiales		
Revenus locatifs		
Dividende		
Intérêts		
• Revenus exceptionnels		
Prime, bonus, autres		

	BUDGET Ce qui est prévu	RÉALISÉ la réalité

DÉPENSES

Argent qui sort de ma poche

• Dépenses fixes de fonctionnement du foyer

Remboursement prêt immobilier/loyer		
Assurances maison et automobile		
Impôts		
Frais bancaires		

• Autres dépenses fixes

Abonnements téléphoniques		
Transports		
Autres		

• Dépenses variables de fonctionnement du foyer

Courses alimentaires		
Frais de santé		
Électricité / Gaz / Énergies		

	BUDGET Ce qui est prévu	RÉALISÉ la réalité
Carburant		
Garde d'enfants		
•Dépenses variables de confort		
Vêtements		
Coiffeur, esthéticienne		
Loisirs, sorties		
•Dépenses variables exceptionnelles ou occasionnelles		
Entretien automobile		
Entretien maison		
Vacances		
Autres		
•Dépenses dédiées à un projet spécifique et planifié		
Gros travaux d'aménagement		
Déménagement		
Préparation naissance enfant		
Autres		

	BUDGET Ce qui est prévu	RÉALISÉ la réalité
BÉNÉFICES **argent qui reste**		
Épargne		
Investissement		

BIBLIOGRAPHIE

LES LIVRES ET LES MAGAZINES QUI M'ONT INSPIRÉE

Méditer, jour après jour : 25 leçons pour vivre en pleine conscience, Christophe André, Paris, L'Iconoclaste, 2011

Méditer au travail pour concilier sérénité et efficacité, Mickael Chaskalson, Les Arènes, 2011

Comment la méditation a changé ma vie – et pourrait bien changer la vôtre ! Jeanne Siaud-Facchin, Odile Jacob, 2012

Feng Shui, nouvelle vie ! – Le Secret des 5 pièces à revisiter chez soi, Caroline Gleizes-Chevallier, Eyrolles, 2012

L'art de la simplicité : simplifier sa vie, c'est l'enrichir, Dominique Loreau, Robert Laffont, 2005

L'Art des listes : simplifier, organiser, enrichir sa vie, Dominique Loreau, Robert Laffont, 2007

L'Art de l'essentiel – Jeter l'inutile et le superflu pour faire de l'espace en soi, Dominique Loreau, J'ai Lu Bien-Être, 2009

La Maison sur le divan – Tout ce que nos habitations révèlent de nous, Patrick Estrade, Robert Laffont, 2009

La maison, trucs et astuces écolo, Cécile Guibert Brussel, Minerva, 2008

Le Guide de mon bébé au naturel, Dominique Leyronnas et Catherine Piraud-Rouet, Nathan, 2010

Soigner son enfant avec les médecines naturelles, Anne Boineau et Anne de Rozières, Ideo, 2011

L'Enfant, Maria Montessori, Desclée De Brouwer, 2004

Des ateliers Montessori à l'école Une expérience en maternelle, Béatrice Missant, Esf, 2012

100 activités d'éveil Montessori – Pour accompagner l'enfant dans sa découverte du monde, Ève Herrmann, Nathan, 2013

Éveiller, épanouir, encourager son enfant. La Pédagogie Montessori à la maison, Tim Seldin, Nathan, 2014

100 activités Montessori pour préparer votre enfant à lire et à écrire, Marie-Hélène Place, Nathan, 2010

Je n'ai plus peur du jugement des autres – Cahier d'exercices d'assertivité, Chantal Joffrin-Leclerc et Franck Lamagnère, Odile Jacob, 2014

Vers la sobriété heureuse, Pierre Rabhi, Actes Suds, 2013

Psychologie de l'argent, Thierry Gallois, J'ai lu, 2006

Moins gaspiller, c'est pas sorcier, Stéphanie Araud-Laporte, Marabout

J'ai tout essayé, Isabelle Filliozat, JC Lattès, 2011

Élever ses enfants sans crier en 35 leçons, Anne Guibert et Marie-Laure Cuzacq, ESI, 2012

Du bonheur, un voyage philosophique, Frédéric Lenoir, Fayard, 2013

Écocitoyen, à vous d'agir !, Lionelle Nugon-Baudon, Marabout, 2008

Business Model You, Tim Clarck, Alexander Osterwalder et Yves Pigneur, Pearson, 2012

Zéro Déchet, Béa Johnson, Les Arènes, 2013

Simplicity Parenting, Using the Extraordinary Power of Less to Raise Calmer, Happier and more Secure Kids, Kim John Payne, Lisa M. Ross, Ballantine Books, Trade Paperback Édition, 2010

Le Guide de l'écofood, tout savoir pour bien se nourrir dans le respect de la planète, Alexis Botaya, Minerva, 2008

Consommer responsable, alimentation, construction, voyages, habillement, transports..., Pascal Canfin, Flammarion, 2008

Belle et bien dans ma peau – Conseils et astuces 100 % naturels, Thi Bao Hoang et Caroline Donadieu, Milan Jeunesse

L'éloge de la légèreté - Jeter l'inutile pour vivre plus libre, Dominique Loreau, Flammarion, 2018

Demain, un nouveau monde en marche, Cyril Dion, Actes Sud Éditions, 2015

Une mode éthique est-elle possible ? Sbai Majdouline, Édition Rue de l'Échiquier, 2018

LES SITES UTILES QUE JE CONSULTE RÉGULIÈREMENT

Sites pour tout savoir sur la préparation à l'accouchement selon Dominique De Gasquet
→ www.degasquet.com

Sites dédiés à la parentalité, à l'éducation des jeunes enfants
→ www.montessori-france.asso.fr
→ www.naitreetgrandir.com

Site généraliste sur la nutrition et la santé, fabrique à menus
→ www.mangerbouger.fr
→ www.menu-vegetarien.com

Sites généralistes sur les thématiques environnementales, l'agriculture biologique ou équitable, les labels
→ www.agencebio.org
→ www.bioaddict.fr
→ www.planetecologie.org
pour avoir notamment la liste de marchés bio en région Île-de-France
→ www.mescoursespourlaplanete.com
→ www.consoglobe.com
→ www.cosmebio.org
→ www.natureetprogres.org
→ www.ademe.fr

Sites de grande distribution pour des courses en ligne. Ils proposent notamment des produits issus de l'agriculture biologique et écologiques
→ www.auchandirect.fr
→ www.houra.fr
→ www.ooshop.fr
→ www.telemarket.fr

Sites marchands, spécialistes de marques et produits bio ou équitables de l'univers bébé
→ www.bebe-au-naturel.com

→ www.natiloo.com
→ www.brindilles.fr
→ www.lesgrenouillesvertes.com
→ www.bbenv.com

Sites marchands, généralistes, de marques et produits bio ou équitables, produits directs producteurs
→ www.greenweez.com
→ www.biocoop.fr
→ www.amap.org
→ www.reseaucocagne.asso.fr
→ www.materre.net
→ www.campanier.com
→ www.lavieclaire.com

Sites spécialisés en produits cosmétiques, maquillage et sous-vêtements bio
→ www.mademoiselle-bio.com
→ www.elodiebarrat.com
→ www.bazar-bio.fr
→ www.doyougreen.com
→ www.aroma-zone.com

Sites pour vendre, donner, recycler ou acheter d'occasion
→ www.priceminister.com
→ www.donnons.org
→ www.leboncoin.fr

LES BLOGS ET LES YOUTUBEUSES INSPIRANTES

→ www.vivreecobio.com
→ www.savethegreen.fr
→ Youtube : Audrey Redac
→ Youtube : Meghan Livingstone
→ Youtube : Zero Waste France

LES MAGASINS BIO OÙ VOUS TROUVEREZ DES PRODUITS BIOLOGIQUES

Bioasis (sud-ouest de la France)

Biocoop (toute la France)

La Vie Claire (toute la France)

Les Nouveaux Robinson (Île-de-France)

Naturalia ((Île-de-France)

Natureo (toute la France)

Satoriz (certaines régions de France)

Le Serpent vert (Strasbourg)

LES ASSOCIATIONS

L'association Santé Environnement France

L'association Montessori de France

L'association Rejoué

REMERCIEMENTS

« Se désencombrer, c'est vivre exactement selon ses valeurs, respecter les priorités que l'on s'est fixées et consacrer sa vie à quelque chose qui nous tient à cœur. C'est se redonner une liberté que nous avions sacrifiée pour vivre comme M. Tout-le-monde ou prisonnier d'un tourbillon social épuisant, d'une consommation de biens abusive et désabusée » Dominique Loreau

Je remercie ma mère qui est et restera toujours mon « Poto Mitan ». Merci pour ton écoute, tes conseils et ta grande disponibilité. Avec papa, vous m'avez transmis des valeurs de partage, de respect des autres et de la nature.

À ma sœur, Laura, que j'aime tant. Ton dynamisme et ta générosité font de toi une personne unique.

Merci à vous, Nelly Buffon, pour vos nombreux conseils sur ce manuscrit. J'ai été parfois bousculée, à juste titre. Mais, il est parfois bon de sortir de sa zone de confort, n'est-ce pas ?

Merci également à Aurore pour vos talents de graphiste et à Fabienne pour tout le temps passé à corriger mes diverses fautes et tournures de phrases maladroites.

À Anne-Marie et Akiwovi qui ont pris soin de notre fille pendant ses premières années. Merci à toi, Édith, qui, chaque jour, nous apporte une aide précieuse et nous permet de concilier au mieux notre vie personnelle et professionnelle. Vous êtes toutes des assistantes maternelles et des nounous fantastiques.

À Klébert, mon amour, mon meilleur ami et mon mari. Ton soutien au quotidien est une vraie force. Tu sais m'écouter, m'accompagner, me conseiller avec bienveillance dans tout ce que j'entreprends. Vivre à tes côtés est un véritable cadeau du ciel. Merci à toi de m'avoir soufflé l'idée d'écrire ce livre et d'avoir pris le temps de lire et relire les différentes versions du manuscrit.

À ma fille, Pauline, qui m'inspire et me donne la force d'apporter ma petite contribution aux changements dont notre monde a tant besoin aujourd'hui.

Image de couverture : Halfpoint
Réalisation : www.enviedecrire.com
dépôt légal : février 2019

Printed in Great Britain
by Amazon

46020507R00174